山东省职业教育规划教材

供中职护理、助产及其他医学相关专业使用

老 年 护 理

主　编　王凤姣

副主编　马牧林　胡　晓

编　者（按姓氏汉语拼音排序）

班玉滕（山东省济宁卫生学校）

刁咏梅（烟台市心理康复医院）

郭　云（山东省青岛第二卫生学校）

胡　晓（山东省青岛卫生学校）

李　健（山东省莱阳卫生学校）

李长惠（山东省济宁卫生学校）

李楠楠（山东省烟台护士学校）

李秀玲（鲁中中等专业学校）

马牧林（山东省烟台护士学校）

王凤姣（山东省莱阳卫生学校）

汪嘉琪（菏泽卫生学校）

于辰龙（山东省莱阳卫生学校）

科学出版社

北　京

内 容 简 介

本书是山东省职业教育规划教材之一，是中等卫生职业教育护理专业的一门专业核心课程。依据社会养老服务体系建设政策的要求及养老服务事业发展的实际需要，结合职业院校护理专业教育需求，将全书分为 8 章，重点介绍了老年人健康保健、老年人健康评估、老年人常见心理问题与精神障碍的护理、老年人的日常生活及常见健康问题的护理、老年人的安全用药与护理、老年常见疾病患者的护理及老年人的临终关怀与护理等内容。本书设置了案例、知识链接、自测题等模块，有利于学生进行课前导学、课后自学、实践训练等，从而更好地学习和掌握本课程。

本书可供中职护理、助产及其他医学相关专业学生使用。

图书在版编目（CIP）数据

老年护理 / 王凤姣主编. —北京：科学出版社，2019.1
山东省职业教育规划教材
ISBN 978-7-03-059533-1

Ⅰ. 老… Ⅱ. 王… Ⅲ. 老年医学-护理学-中等专业学校-教材
Ⅳ. R473.59

中国版本图书馆 CIP 数据核字（2018）第 258139 号

责任编辑：池　静／责任校对：张凤琴
责任印制：徐晓晨／封面设计：图阅盛世

科 学 出 版 社 出版
北京东黄城根北街 16 号
邮政编码：100717
http://www.sciencep.com

北京虎彩文化传播有限公司　印刷
科学出版社发行　各地新华书店经销

*

2019 年 1 月第 一 版　　开本：787×1092　1/16
2021 年 1 月第二次印刷　　印张：10 1/2
字数：240 000

定价：35.00 元
（如有印装质量问题，我社负责调换）

Preface 前言

人口老龄化是当今世界人口发展的普遍趋势，这种人口年龄结构的变化正在广泛而深刻地影响着人类社会生活的各个方面，日益成为世界各国关注的重大问题。我国于 1999 年底进入人口老龄化国家的行列，目前已处于快速老龄化阶段，是世界上老年人口最多、增长速度最快的国家，老龄化、高龄化、失能化和家庭空巢化等问题日益突出，给社会、家庭带来很大压力，也给老年护理学的研究和发展提出了新的要求。

为深入贯彻党的十九大精神，全面深入实施健康中国战略，积极落实教育部最新《中等职业学校专业教学标准（试行）》要求，本教材在医学新模式、整体护理理论和养老新理念的指导下，始终以老年人的健康为中心，融传授知识、培养能力、提高素质为一体，培养能够适应社会需要的具有社会、人文、健康、信息等知识和技能的高素质的老年护理人员，与时俱进地为老年人提供优质的护理服务，以满足老年人群的健康服务需求，推动健康老龄化和积极老龄化目标的实现。

本书在编写结构上，以"尊重生命、以人为本、能力导向"为出发点，基于养老护理实践，与护士执业资格考试接轨，设置了案例、知识链接、自测题等模块，有利于开展课前导学、项目教学、案例教学、情境教学、翻转课堂、校内外实践等，推动"理实一体""产学融合""做中学、学中做"等现代职业教育教学改革的进一步深化。

本书编写过程中得到了各编者所在单位领导和同事、临床一线的护理专家的大力支持，在此一并致谢。

由于编者经验不足，知识和能力水平有限，若存在错误和疏漏，敬请广大读者批评指正。

编　者
2018 年 7 月

Contents 目录

第1章 绪　论

引言

目前，我国是世界上老年人口最多、增长速度最快的国家。自 1999 年我国步入老龄化社会以来，随着平均寿命的逐渐延长，老龄化、高龄化、失能化和家庭空巢化等问题日益突出，给社会、家庭带来很大压力，也给老年护理学的研究和发展提出了新的要求——深入研究老年人的健康问题，培养能够适应社会需要的具有社会、人文、健康等知识和技能的高素质的老年护理人员，树立养老新理念，与时俱进地为老年人提供优质的护理服务。以满足老年人群的健康服务需求，推动健康老龄化和积极老龄化目标的实现。

第1节　老化与人口老龄化

一、老　化

（一）老化的概念

老化即衰老，是指人体随着年龄的增长，在形态和功能上发生的一系列退行性变化，引起机体对内、外环境适应能力逐渐减退的表现。

老化可分为生理性老化和病理性老化。生理性老化即机体从成熟期开始，随增龄而发生的生理性、衰退性变化，又称正常老化。病理性老化是在生理性老化的基础上，因某些生物、心理、社会及环境等因素所致的异常老化。两者很难严格区分，往往共同存在，互相影响，从而加快老化的进程。

（二）老化的特点

老化的基本特点如下。

1. 普遍性（universal）　老化是一切生物体普遍存在的生物学现象，且同种生物的老化进程大致相同。

2. 累积性（cumulative）　老化并非一朝一夕所致，而是在漫长的岁月变迁中，机体结构和功能上的一些轻度或微小变化长期累积的结果。

3. 渐进性（progressive）　老化是随着时间的推移而不断发展的过程，是一个持续渐进的演变过程，往往在不知不觉中即出现了老化的征象。

4. 内生性（intrinsic）　老化源于生物本身固有的特性（如遗传），不是环境导致的。虽然环境因素会影响老化的进程，但不能阻止老化。同一物种所表现出来的老化征象基本相同。

5. 危害性（deleterious）　老化是机体的结构和功能衰退的过程，往往对生存不利，使机体越来越容易罹患疾病，最终死亡。

二、年龄划分标准

（一）老年人的年龄划分标准

世界卫生组织（WHO）对老年人年龄的划分有两个标准：发达国家将 65 岁以上人群定义为老年人，而发展中国家一般将 60 岁以上人群称为老年人。

考点：老年人的年龄划分标准

（二）老年期的年龄划分标准

WHO 根据现代人生理结构的变化，对人的年龄界限做了新的划分：44 岁以下为青年人；45～59 岁为中年人；60～74 岁为年轻老年人（the young old）；75～89 岁为老老年人（the old old）；90 岁及以上为非常老的老年人（the very old）或长寿老年人（the longevous）。

根据中华医学会老年医学学会标准：我国 60 岁以上的人称为老年人；老年分期按 45～59 岁为老年前期；60～89 岁为老年期；90 岁及以上为长寿期（表 1-1）。

表 1-1　我国及 WHO 老年期的划分比较

我国	划分标准	WHO	划分标准
45～59 岁	老年前期，即中老年人	45～59 岁	中年人
60～89 岁	老年期，即老年人	60～74 岁	年轻老年人
90 岁及以上	长寿期，即长寿老年人	75～89 岁	老老年人
		90 岁及以上	非常老的老年人或长寿老年人

三、人口老龄化

（一）人口老龄化的概念

人口老龄化，简称人口老化，是指社会人口年龄结构中，老年人口占总人口比例（即老年人口系数）不断升高的动态过程。导致人口老化的因素有：出生率和死亡率的下降、平均寿命的延长、青年人口外迁等。

（二）人口老龄化的常用指标

1. 老年人口系数　又称老年人口比例，是指某国家或地区的总人口构成中，老年人口数占总人口数的比例，是反映人口老龄化的主要指标。计算公式为：

老年人口系数（%）=（60 岁或 65 岁以上人口数/总人口数）×100%

2. 老年人口负担系数　又称老年抚养系数，是指老年人口数占劳动人口数的百分比，反映劳动者负担老年人的轻重程度。计算公式为：

老年人口负担系数（%）=（60 岁或 65 岁以上人口数/15～59 岁或 15～64 岁人口数）×100%

3. 长寿水平　又称高龄老年人比，即 80 岁以上人口数与 60 岁以上人口数之比。计算公式为：

长寿水平（%）=（80 岁以上人口数/60 岁以上人口数）×100%

一般长寿水平的高低，直接反映一个国家（或地区）医疗卫生保健水平的高低，特别是反映老年保健服务水平的高低。该指标<5%时属于较低水平，5%～9.9%时属于中等水平，>10%时即属于较高水平，该指标>20%时即为高水平，目前发达国家的长寿水平均已达 20%～25%。

4. 平均期望寿命（average life expectancy）　简称平均寿命，是指通过回顾性死因统计和其他统计学方法，计算出一定年龄组的人群能生存的平均年数。它是反映人类健康水平及死亡水平的综合指标。平均期望寿命是以死亡作为终点。

5. 健康期望寿命（active life expectancy）　是指在健康条件下的期望寿命，即个人在良好状态下的平均生存年数，也就是指老年人能够维持良好的日常生活活动功能的年限。

平均期望寿命是以死亡作为终点，健康期望寿命是以日常生活能力的丧失作为终点。

（三）人口老龄化的划分标准

WHO 对老龄化社会的划分有两个标准（表 1-2）：国际上通常把发展中国家 60 岁以上的人

口占总人口比例达到 10%,或发达国家 65 岁以上人口占总人口的比重达到 7%作为国家或地区进入老龄化社会的标准。

表 1-2 **WHO 对老龄化社会的划分有两个标准**

项目	发达国家	发展中国家
老年人年龄界限	65 岁	60 岁
老年人口系数	≥7%	≥10%

四、人口老龄化的现状与趋势

人口老龄化是当今世界人口发展的普遍趋势,主要特征是总人口老龄化、劳动人口老龄化、老年人口高龄化。这种人口年龄结构的变化正在广泛而深刻地影响着人类社会生活的各个方面,日益成为世界各国关注的重大问题。

(一)世界人口老龄化的现状与趋势

1. 全球人口老龄化的速度加快 人口老龄化与总人口数的增长密切相关。联合国人口基金报告:2011 年 10 月 31 日世界人口达到 70 亿人,世界人口老龄化也随之日趋严重。预计到 2050 年,老年人数量将猛增至 19.64 亿人,将占世界总人口的 21%,并将超过 14 岁以下儿童人口总数,平均每年增长 9000 万人。

2. 发展中国家老年人口增长速度快 目前,世界上 65 岁以上的老年人约以每月 80 万人的速度增长,其中发展中国家占 66%。2000 年,发展中国家的老年人口数已占世界老年人口总数的 60%。到 2050 年,预计全球 80%的老年人将来自发展中国家。

3. 全球人口老龄化的区域分布不均衡 在世界各主要地区中,欧洲是老年人口比例最高的地区,其次是北美洲和大洋洲。WHO 发布《2018 世界卫生统计报告》显示:2016 年,全球人口男女合计的平均寿命为 72.0 岁,其中女性的平均寿命为 74.2 岁、男性为 69.8 岁。2015 年,人口平均寿命最高的 5 个国家依次为日本、冰岛、新加坡、澳大利亚和西班牙。

4. 平均期望寿命延长 19 世纪许多国家的平均寿命只有 40 岁左右,20 世纪末则达到 60~70 岁,一些国家甚至已经超过 80 岁。WHO 发布的 2016 年版《世界卫生统计》报告显示:日本男女合计平均寿命为 83.7 岁,连续 20 多年蝉联世界第一;我国人口平均寿命为 75.8 岁。

5. 高龄老年人增长速度快 高龄老年人是指年龄在 80 岁及以上的老年人。全世界的高龄老年人占老年人口的 16%,其中发达国家占 22%,发展中国家占 12%。2010 年全球 80 岁以上的老年人口超过 1.05 亿人,预计至 2050 年,高龄老年人约达 3.8 亿人,占老年人总数的 1/5。预计到 2025 年,日本每 3 名老年人中就有 1 名高龄老年人。

6. 女性老年人占比高 普遍来看,老年男性死亡率高于老年女性,如全球女性老年人的平均预期寿命比男性老年人高 4.7 岁,其中,法国为高 8.4 岁,美国为高 6.9 岁,日本为高 6.3 岁,中国为高 3.4 岁。

性别间的死亡率差异,使女性老年人占老年人口的比例较大。据统计,60 岁年龄组,男女之比为 81∶100;80 岁年龄组,男女之比为 53∶100;100 岁年龄组,男女之比为 25∶100。

(二)我国人口老龄化现状与趋势

目前,我国是世界上老年人口最多、增长速度最快的国家,已于 1999 年底进入人口老龄化国家的行列。全国老龄办于 2006 年 2 月 23 日发布的《中国人口老龄化发展趋势预测研究报告》发布:2001—2100 年,中国的人口老龄化可以分为三个阶段。

第一阶段（2001—2020 年）：快速老龄化阶段。这一阶段，中国平均每年将新增 596 万老年人口，年均增长速度达到 3.28%，到 2020 年，老年人口将达到 2.48 亿人，老龄化水平将达到 17.17%。

第二阶段（2021—2050 年）：加速老龄化阶段。中国老年人口数量开始加速增长，平均每年增加 620 万老年人口。到 2023 年，老年人口数量将增加到 2.7 亿人，与 0～14 岁少儿人口数量相等。到 2050 年，老年人口总量将超过 4 亿人，老龄化水平达 30%以上。

第三阶段（2051—2100 年）：稳定的重度老龄化阶段。2051 年，中国老年人口规模将达到峰值 4.37 亿人，约为少儿人口数量的 2 倍。这一阶段，老年人口规模将稳定在 3 亿～4 亿人，老龄化本平基本稳定在 31%左右，80 岁及以上高龄老年人占老年总人口的比例将保持在 25%～30%，进入一个高度老龄化的平台期。

综观中国人口老龄化趋势可以概括为：人口老龄化将伴随 21 世纪始终，2030—2050 年是中国人口老龄化最严峻的时期，重度人口老化和高龄化将日益突出，中国将面临人口老龄化和人口总量过多的双重压力。与其他国家相比，我国的人口老龄化有以下特征。

1. 老年人口多　2016 年底，我国 60 岁以上老年人口已达 2.3 亿人，约占总人口的 16.7%。我国是世界上老年人口最多的国家，占世界老年人口总数的 1/5，约等于欧洲各国全部老年人口的总数，占亚洲老年人口总数的 1/2。到 2025 年我国老年人口占世界老年人口的比例将达到 24%，即世界上每 4～5 位老年人中，即有 1 位中国老年人。

2. 老龄化进程快　我国人口年龄结构从成年型转变为老年型仅用了 18 年左右的时间，老龄化发展速度大大快于世界平均水平。据美国人口普查局的统计和预测，65 岁及以上人口比例从 7%上升到 14%需要经历的时间，法国为 115 年，瑞典为 85 年，美国为 66 年，英国为 45 年，中国只有 27 年。

3. 区域分布差异大　我国各地区社会经济文化发展不均衡，导致人口老龄化程度有较大的差异。我国中西部地区人口老龄化程度偏低。东部沿海经济发达地区人口老龄化的速度和程度远高于西部经济欠发达地区。1979 年最早进入人口老龄化行列的上海和最迟 2012 年进入人口老龄化行列的宁夏相比，时间跨度达 33 年。

4. 农村人口老龄化高于城市　绝大多数国家的城镇老龄化要高于农村。我国虽然农村的平均生育水平高于城市，但由于大量青壮年人口由农村流向城市，农村的人口老龄化比城市更为严重。据统计，2010 年，60 岁及以上的老年人口占总人口的比例，城镇为 11.69%，农村为 14.98%，这种状况将持续到 2040 年左右。由于我国城乡老年人的主要经济来源存在明显差异，因此农村人口老龄化的问题日益突出。

5. 高龄化趋势明显　日前，我国高龄老年人口以每年 5.4%的速度增长，快于 60 岁及以上老年人口的增长速度，远高于发达国家 2%的平均水平。高龄老年人占老年人比例将从目前的 1/8 增长到 2050 年的 1/4 左右。预计到 2050 年，我国 80 岁及以上的高龄老年人口数将达到 9448 万人，占老年人口的 21.78%。由于高龄老年人生活自理能力差，慢性病、失能、半失能率高，不仅需要经济上的供养，同时需要生活上的照顾和健康问题的服务。

6. 文化程度低　由于历史的原因，现阶段我国老年人多数未接受过良好的文化教育，文盲和半文盲的比例高。

7. 老年人婚姻稳定，丧偶率高　由于受传统文化的影响，我国老年人的婚姻状况稳定，但老年人丧偶比例高达 30%以上，且随年龄增长不断增高。女性老年人比例高，至 21 世纪下半叶，丧偶的女性老年人口基本稳定在 1700 万～1900 万人。

8. 未富先老 发达国家在人口老龄化程度不高时，经济已达到较高的水平，能较充分地应对老龄化社会的到来。我国在经济条件欠发达时就进入了老龄化社会，即老龄化大大超前于经济发展，"未富先老"，考验着社会经济的承受能力，加大了解决老龄问题的难度。

五、我国人口老龄化带来的问题和对策

（一）我国人口老龄化带来的问题

1. 社会负担加重 老龄化使劳动年龄人口的比例降低，老年人口负担系数增高，1982年老年人口负担系数为7.94%，2013年达21.58%，即大约5名劳动人口要负担1名老年人，预计2030年大约2.5名劳动人口负担1名老年人。这不但加重了劳动人口的经济负担，而且对其社会和家庭角色功能等都带来了一定的影响。

2. 社会保障费用增加 人口老龄化使国家用于老年人的保障费用增加，政府负担加重，在经济还不够发达的情况下，社会福利及社会保障体系尚不完善，不能满足老龄化社会中老年人日益增长的需求。现阶段，我国退休人员数量每年以6%的速度递增，每年新增退休人员300多万人。预计到2030年，我国离退休人员将增至1.5亿多人，届时离退休人员将相当于在职人员的40%以上，将给国家造成沉重的负担。

3. 产业结构需要调整 老年人特殊的生理、心理和行为特征，产生了不同于其他年龄群体的物质需求和精神需求。为了满足老年人日益增长的物质和精神文化的需要，国家需要增加相应的投入，调整现有的产业结构，大力发展老龄产业。如改造不适合老年人的住宅、公共设施，发展老年人衣、食、住、行、用、文等各种消费品，加快建设老年人所需要的养老和健康服务产业等。

4. 传统的家庭养老模式受到影响 养老问题是老龄化社会面临的最主要的经济和社会问题。"老有所养"应该包含两个方面的内容：经济保障和生活照顾（包括精神慰藉）。现阶段我国城市家庭的人口代际结构模式呈"倒金字塔"形的4：2：1模式（即一对夫妇赡养两对老年人和抚养一个子女）。随着高龄化、少子化、"空巢化"家庭的增多，传统的家庭养老功能日趋削弱，越来越多地依赖于社会养老。我国的养老模式正处于转型阶段，在今后一个较长的时期内，将呈现家庭养老与社会养老并存的局面。

5. 对健康服务需求增加 老年人口的高龄、半失能、失能和空巢化，进一步加剧了应对人口老龄化问题的复杂性和严峻性。老年人是肿瘤、心脑血管疾病、糖尿病、精神障碍等疾病的高发人群，消耗卫生资源多，给社会和家庭带来极大负担。这说明，老年人对生活照顾、医疗、护理、康复及保健的需求远远高于其他人群。

6. 老龄工作急需加强 我国的老龄工作起步较晚，经费投入不足，基层服务网络薄弱，专职老龄工作人员缺乏，针对老年人的服务项目少，覆盖面窄，服务水平低。专门为老年人提供的活动场所和服务设施不足，老年人的参与率和受益率不高。发达国家每千名老年人拥有养老床位50～70张，2016年底，我国有养老机构118万多所，各类养老床位695.9万张，每千名老年人拥有养老床位31.6张，与发达国家相比差距较大。

在我国的养老服务机构中，养老护理专业人员数量缺乏，总体素质偏低，我国社会养老的各种服务业整体水平、服务质量也比较低，难以满足广大老年人不同养老服务的需求，有待于改进和解决。

（二）我国人口老龄化相关问题的对策

1. 加速经济发展 从现在至2025年左右，是我国劳动年龄人口占比较高、老年人口负担系数低、国家负担较轻的"人口红利"黄金期。因此，要充分利用这个经济发展的黄金时期，发挥我国劳动力资源充足的优势，加快经济发展的步伐，为迎接老龄化高峰的到来奠定物质基础。

2. 建立和完善养老福利政策和社会保障制度　实现"老有所养"是中国养老保障制度改革的目标。我国正不断完善有关政策，各级政府广泛动员社会力量，发展养老事业，增设养老服务设施，不断健全社会养老机制，加快社会养老服务的法制化进程，建立适合我国国情及经济发展水平的社会保障制度。着力为"三无"老年人（无劳动能力、无生活来源、无赡养人和扶养人、或者其赡养人和扶养人确无赡养和扶养能力的）、低收入老年人、经济困难的失能、半失能老年人提供无偿或低收费的供养、护理服务，使其能够共享社会发展成果。

3. 建立与健全老年人医疗保险和保健制度　医疗保健是老年人众多需求中最为突出的需求，为老年人提供基本医疗保险，满足他们的基本医疗需求，使老年人及其家庭不因疾病而导致个人及家庭经济危机。目前，"看病难、住院难"的问题尚未完全解决。所以，加快深化医疗卫生改革，建立和健全老年医疗保险制度，健全社区卫生服务体系，加强老年人的医疗保健与护理服务，通过社区卫生保健、"双向转诊""绿色通道"、家庭签约医生等，为老年人提供方便、快捷的健康服务。

4. 完善法律法规体系，维护老年人合法权益　国家制定并完善以《中华人民共和国老年人权益保障法》为基本法的老年法律体系。加大有关老年法律法规的执法力度，坚决制裁侵害老年人合法权益的不法行为，依法合理调整老年群体与其他群体之间的关系，依法惩处残害和虐待老年人的行为，营造尊老爱老和健康老龄化的良好社会环境。加快出台并完善养老保险、医疗保险、社会救济、老年人福利等社会保障方面的法律法规，减少老年人对生活保障的后顾之忧。

5. 建立和完善适合我国国情的养老保障体系　建立以居家养老为基础、社区服务为依托、机构照料为辅助、医养结合为补充，资金保障和服务保障相结合，政府主导、社会参与的养老服务体系。突出以居家养老为基础，我国几千年来形成了尊老、爱老、敬老、养老的优良传统和反哺式的代际关系。家庭最具亲情和温暖，最能使老年人享受天伦之乐，在我国未富先老、老年人口规模庞大的国情面前，居家养老是普遍的、成本最低的选择。社区是家庭和社会的纽带，老年人居住在社区、生活在社区，加强社区养老服务设施、服务队伍和信息网络建设，可为居家老年人及时提供日间照料、家政、情感慰藉等多样化的服务，有效解决传统家庭养老功能弱化所带来的问题。强调以机构养老为辅助，发挥机构在设施、人员和技术上的优势，提供专业化、规范化的养老服务。目前虽然资源不足，直接服务对象有限，但作用十分重要，发展空间巨大，推进"医养结合"模式，面对高发的"老年病"及失能半失能群体的康复与护理问题，将养老服务从生活照料向疾病护理、康复护理、精神慰藉等拓展。

6. 发展老龄产业，开拓老年消费市场　老龄产业是为了满足老年人物质和精神生活需求而形成的产业，包括生产性和服务性产业。目前，我国老龄产业正在快速发展中，但老年服务的医护和服务人员缺乏，养老机构不足，居家养老保健体系还不完善，康复护理型养老床位和人力资源严重缺乏。在老年消费方面，对老年人食品、药品、保健护理用品等研究也相对不够。积极发展老龄产业，开拓老年消费市场，不但能够提供许多工作岗位，缓解社会就业压力，而且可以为老年人提供更优质的服务。

7. 树立健康老龄化与积极老龄化的目标　健康老龄化是老年人健康目标，它是指老年人在晚年能够保持生理、心理和社会生活的完好状态，将疾病或生活不能自理推迟到生命最后阶段，同时社会和经济发展不受过度人口老龄化的影响。积极老龄化是在健康老龄化的基础上提出的新观念，指老年人不仅在机体、社会、经济和心理方面保持良好的状态，而且要积极地面对晚年生活，能够按照自己的需求、愿望和能力继续学习，参与社会、经济、文化、精神公益活动，作为家庭和社会的重要资源，继续为社会做出贡献。

第2节 老年护理学概述

一、老年护理学及相关学科的概念

（一）老年护理学

老年护理学（gerontological nursing）是研究、诊断和处理老年人存在的和潜在的健康问题的学科。它是护理学的一个分支，是自然科学、社会科学相互渗透的一门综合性应用学科。

（二）老年学

老年学（gerontology）是一门以人类衰老现象和老年人问题为研究对象的学科，是自然科学、社会科学的交叉综合性学科，主要包括老年生物学、老年社会学、老年心理学、老年医学、老年护理学等。

（三）老年医学

老年医学（geriatrics）是从医学的角度研究人类衰老机制、人体老化改变、老年人卫生保健和老年病防治的学科。老年医学是医学的一个分支，也是老年学的重要组成部分，包括老年基础医学、老年临床医学、老年康复医学、老年预防保健、老年流行病学、老年社会医学等内容。

二、老年护理学研究的内容

1. 衰老机制和延缓衰老的研究。
2. 对老年人生理、心理和社会适应能力方面的问题进行护理的研究。
3. 维持健康，发挥残存功能，提高生命质量的研究。
4. 建立生命质量保障环境的研究。
5. 老年健康教育的研究。

三、老年护理的研究目标和原则

老年护理的服务对象为老年人及其照护者。老年护理的重点在于通过护理干预延缓老年期的衰老性变化，减少各种危险因素给老年人带来的消极影响，消除和减少自我照顾的限制，最大限度地维护和促进老年人的最佳功能状态。老年护理的主要工作是评估老年人健康及功能状态，老年期的身心变化和危险因素；制订护理计划，为老年人提供个性化、优质的护理服务，指导老年人避免或减少各种危险因素，减轻家庭照护的压力，指导家庭主要照护者共同参与护理计划的制订和实施；评价护理效果。

（一）老年护理的目标

1. 提高自我照顾能力 提到老年人的需求，常常会想到家庭和其他社会资源的协助，而较少考虑老年人自身的能力。老年人在很多时候以被动的形式生活在依赖、丧失价值和自主权的感受中，自我照顾意识逐渐淡化，久而久之将会丧失生活自理的欲望和能力。因此，要善于利用老年人的自身资源，以健康教育为干预手段，采取多种措施，尽量强化、巩固和维持老年人的自我照顾和自我护理能力，避免过分地依赖他人，从而增强老年人生活的乐趣、信心和自我认同感，维护老年人的尊严。

2．延缓衰退及预防疾病　广泛开展健康教育，提高老年人保健意识和能力，改变不良生活方式和行为习惯，维护和增进健康。通过三级预防，避免和减少危害健康的因素，做到早发现、早诊断、早治疗，预防和控制疾病，减缓病情恶化，预防并发症和伤残的发生，促进康复。

3．提高生活质量　老年护理的目标不仅是促进疾病的好转，寿命的延长，而应促进老年人在生理、心理和社会适应方面的最佳状态，提高生活质量，体现生命的意义和价值，实现健康基础上的长寿。

4．做好临终关怀　对临终老年人，护理人员应从生理、心理和社会多方面做好服务，综合评估、分析、识别、预测并尽量满足临终老年人的需求，确保老年人在生命的最后阶段有人关心、慰藉、陪伴和照料，能够安然地度过人生的最后时光，同时给家属以心理支持。

（二）老年护理的原则

根据老年人的特点和需求，针对老年护理目标，在护理工作中应遵循相关原则。现代护理学基本理论如系统理论、需要理论、自护理论、整体护理理论等，可指导制定老年护理的原则。

1．满足需求　人的需求满足与否与健康密切相关。护理人员应重视和满足老年人的各种需求，增强对老化的认识，将老年人的生理、心理、社会特性与护理学的知识和技术相结合，及时发现老年人现存的和潜在的健康问题和需求，及时提供满足老年人需求的护理措施，促进老年人的身心健康。

2．对象广泛　老年护理的对象不仅包括老年患者，同时包括健康的老年人，老年人的家庭成员、家庭照料者。老年护理的范畴要兼顾医院、社区、家庭、群体和个体。从某种意义上讲，对家庭和社区进行老年护理工作更具重要性，因为不仅老年人受益，也可大大减轻家庭和社会的负担。

3．整体护理　老年人是健康状况的弱势群体。慢性病发病率高，且往往存在多种相互影响的疾病或健康问题。护理人员必须树立整体理念，分析影响老年人健康的各种因素，提供多层次、全方位的护理。首先，要求护理人员按照护理程序，为老年人提供身、心和社会的整体护理。其次，要求对老年人、家庭、社区等，进行整体的护理和健康指导。再次，要求护理业务、护理管理、护理科研和护理教育各个环节的协调，保证老年护理水平的整体提高。

4．个体化护理　衰老是累积性的、全身性的、复杂的退化过程，老化进程和表现因人而异。在护理工作中，既要遵循一般性护理原则，又要关注个体差异，因人施护。

5．早期预防　衰老是渐进的过程，由于一些慢性病，如高血压、冠心病等发病年轻化，故一级预防应及早进行。要了解老年人常见病的病因、危险因素，采取有效的预防措施，防止老年疾病的发生和发展。对于慢性病患者、残疾老年人，应早期介入康复医疗和护理。

6．连续性护理　老年疾病往往病程长，并发症及后遗症多，严重影响老年人生活自理，对生活照护和医疗护理的依赖性大，常常需要长期照护。对各年龄段的健康老年人和患病老年人，均应做好细致、耐心、持之以恒的护理，维持健康，减轻因疾病和残疾所带来的身心痛苦。

四、老年护理学的发展

（一）国外老年护理学的发展

老年护理最早起源于美国。1900年，作为一个独立的学科被确定下来。1961年，美国护理协会设立老年护理专科小组。至1966年，美国已经形成了比较成熟的老年护理专业，护理协会成立了"老年病护理分会"，确立了老年护理专科委员会，老年护理真正成为护理学中一个独立的分支。1967 年，美国护理协会规定老年护理执业者必须具备学士以上学位。1976 年，美国护理学会提出发展老年护理学，关注老年人对现存的和潜在的健康问题的反应，老年护理教育从此走向了更专业化的发展道路。据当时美国高等教育老年学会的调查，美国 1275 所大学、学院和社区学校开设了与老年学相关的课程。到 20 世纪 80 年代中期，13 万美国人接受过正规老年护理学教育或培训，形成了学士、硕士、博士等多层次老年护理人才梯队。1993 年，美国具有注册护士执业资格和 2 年及以上从事老年护理工作经历的护士，可以参加证书考试以取得老年护理的执业资格。美国老年护理的发展，对世界各国老年护理的发展都起到了积极的推动作用。

（二）我国老年护理学的发展

1. 老年医学及老年护理的发展　我国老年医疗、养生已有 3000 多年的历史，而作为现代科学的中国老年学与老年医学的研究始于 20 世纪 50 年代中期。我国老年护理学长期以来被划入内科护理学范畴，发展较慢。20 世纪 80 年代以来，我国政府对老龄工作十分重视，成立了中国老龄问题委员会，建立了老年学和老年医学研究机构，老年护理也随之得到了较快发展。我国老年护理体系的雏形是医院的老年患者护理，如综合性医院设的老年病科，按系统划分病区，按专科管理患者。20 世纪 80 年代中期，在一些大城市设立老年病专科医院与门诊，按病情的不同阶段进行有针对性的护理：①急性期，主要加强治疗护理；②恢复期，主要加强康复护理；③慢性期，主要加强生活护理；④终末期，主要实施临终关怀。2000 年以来，我国各大城市先后设立了老年病医院、老年人护理院或老年康复中心，地、县级医院设老年病区或老年病专科门诊。现阶段，街道和乡镇设老年病门诊、社区老年康复中心、照料中心等，广泛建立了老年人家庭病床，在家庭养老、社区养老、机构养老的基础上，快速发展居家智慧养老。"十二五"期间，开展长期护理服务模式试点项目，探索"以机构为支撑、居家为基础，社区为依托"的长期护理服务模式，为符合条件的老年慢性病患者、长期护理和康复期患者提供专业的居家护理服务。"十三五"以来，试点实施"医养结合"养老模式，满足老年患者，尤其是失能、半失能老年人的医疗、护理、康复、照护、精神慰藉等需求。

《全国护理事业发展规划（2016—2020 年）》提出，要逐步健全老年护理服务体系，老年护理服务和机构建设得到大力加强，老年护理服务行为更加规范。社区和居家护理服务不断发展，进一步促进医养结合、安宁疗护及护理服务业发展，不断满足老年人健康服务需求。预期至"十三五"末，设立护理院的地级市将达到 90%。

2. 老年护理教育的发展　20 世纪 90 年代以来，我国老年护理教育发展迅速，有关老年护理的专著、教材、科普读物相继出版，护理院校先后开设老年护理专业，国际的学术交流也逐步开展。但与发达国家相比，我国的老年护理教育明显滞后。目前，我国老年护理从业人员普遍存在缺口大、职业素质偏低等问题，尤其在养老机构，养老护理持证上岗率低。《全国护理事业发展规划（2016—2020 年）》提出，要加快开展老年护理从业人员规范培训工作，初步形成一支由护士和护理员组成的老年护理服务队伍，提高老年护理服务能力。至"十三五"末，预期老年护理从业人员培训率达 90% 以上。

（三）老年护理学的发展趋势

1. 老年护理学的研究和发展得到重视　随着社会进步，社会各项事业特别是老龄事业和健康服务业的发展，人们对老年护理学的观念也不断转变，对老年护理的重要性、特殊性及专业性，必然会产生全新的认识。

2. 老年护理人员具有多元角色功能　老年护理人员除了自身的专业角色外，根据需要还会承担健康保健者、教育者、训练辅导者、研究者及社会活动者等角色，以最大限度地满足老年人的需要。服务对象也由过去的老年人群扩展为老年人及其主要照护者，承担主要照护者的咨询和教育，研究他们的压力和需要等。

3. 与学科间的合作加强　老年护理作为一个学科领域，与医学、康复医学、心理学、社会学等学科相互交叉渗透，老年护理人员除了具备本专业的知识与技能之外，还要熟悉相关学科知识，善于与其他学科专业人员沟通合作，为老年人提供更优质、全面的服务。

4. 老年护理研究领域不断拓展　随着老年护理的发展，研究内容由注重延长生命到注重提高生命的质量，研究对象从老年人拓展到照护者、家庭和社区，在传统养老观念的基础上，正在形成新的养老护理观念。

五、老年护理从业人员的素质要求

（一）职业素质

1. 高度的责任心、爱心、细心与奉献精神　这是从事老年护理工作者必须具备的最重要的素质。每个人都有被尊重的需要，老年人更是如此。护理人员必须具有足够的爱心、细心和耐心，不论在何种情况下，都要关心、尊重、理解老年人，不使老年人处于尴尬、难堪的境地，如礼貌的称谓、关切的目光、耐心的倾听、适当的肢体语言等，努力为老年人提供最佳护理服务。

老年人体力衰弱，老年病、慢性病患病率较高，而且心理状态容易受到各种因素影响，因此有更多的健康问题和需求，对护理人员有较大的依赖性。老年护理人员要以高度的责任感对待老年人，无论老年人职位高低、病情轻重、贫富贵贱、远近亲疏、自我护理能力强弱，均应一视同仁，全心全意为老年人提供个性化的优质护理服务。

2. "慎独"　护理老年患者要严谨认真，一丝不苟，严格履行岗位职责，恪守"慎独"精神。无论是对生活能自理的老年人，还是处于重病昏迷状态的老年人，或是患有老年痴呆症或精神疾病患者，均应恪守职业操守，遵循护理程序，遵守操作规程，自觉地维护老年人的权益，预防并发症，减轻病痛，促进身心健康。

3. 良好的人际沟通和合作　老年人身心特点的复杂性和特殊性，使得老年护理的开展需要多学科的合作，需要老年人及其家庭、照顾者的配合。因此，护理人员必须具备良好的沟通技巧和团队合作精神，促进专业人员、老年人及其照护者之间的沟通与交流，及时发现并解决问题，促进老年人的康复。

4. 良好的身心素质　老年护理工作强度较大，心理压力较重，特别是在危重患者抢救、卧床老年人躯体护理、昏迷及两便失禁者护理任务中，护理人员体力消耗大，要求具备良好的身体素质、心理素质，以积极乐观的精神状况和饱满的工作热情，为老年人提供护理服务。

（二）业务素质

老年人全身各系统器官的功能衰退，常有多种疾病并存，病情错综复杂，病程冗长，容易产生悲观心理。老年护理人员要全面掌握医疗护理专业知识与技能，善于融会贯通，尽量全面地分析和处理问题。同时，还要具备从事老年护理工作所需的心理学、伦理学、健康教育、人际沟通、法律法规等人文知识，更科学合理地分析和解决老年人的健康问题，满足老年人的健康和照护需求。

（三）能力素质

老年护理人员应具备敏锐的观察能力、正确的判断能力、较强的分析问题和解决问题的能力，指导和鼓励老年人自我护理。老年护理活动区域不仅在医院，更多的是在社区和家庭。因此，护理人员必须具有独立开展评估、分析和处理一般健康问题的能力。由于老年人的机体代偿能力较弱，健康状况易变且变化快，要求护理人员能及时发现病情变化，并分析判断健康问题，有预见性地采取有效措施。要指导并鼓励老年人最大限度地提高和利用自理能力，帮助老年人树立生活的信心，从而顺利重返家庭和社会，提高生活和生命质量。

小　结

老龄化进程与家庭小型化、空巢化相伴随，与经济社会转型期的矛盾相交织，社会养老保障和养老服务的需求将急剧增加。我国人口老龄化日益加重，老龄事业发展任重道远。老年人是一个特殊的群体，老年问题是社会广泛关注的问题，老年护理学也因为客观形势的发展和老年人口的不断增长而日臻完善。老年护理学研究的重点是运用护理程序来维护老年人的健康，以提高他们的生活质量。

自测题

选择题

A₁/A₂型题

1. 关于老化的描述，正确的是（　　）
A. 是人类特有的现象
B. 从出生开始即发生老化
C. 从成熟期开始老化
D. 从老年期开始老化
E. 是可逆性的变化

2. 按 WHO 对老年人年龄的划分标准，美国（　　）岁以上的人群划分为老年人
A. 50　　　　　B. 55
C. 60　　　　　D. 65
E. 70

3. 发达国家达到老龄化社会时,其中老年人口占总人口的比例在（　　）以上
A. 6%　　　　　B. 7%
C. 8%　　　　　D. 9%
E. 10%

4. 我国男性，63 岁，按年龄划分属于（　　）
A. 中年人　　　B. 老年前期
C. 年轻老年人　D. 老年人
E. 老老年人

5. 老年护理作为一门学科最早出现于（　　）
A. 德国　　　　B. 法国
C. 英国　　　　D. 美国
E. 日本

（王凤姣）

第2章 老年人健康保健

随着人民生活水平的日益提高和科学技术的不断进步，人们的寿命普遍延长，日益凸显的人口老龄化问题已成为全世界关注的重要社会问题。快速增长的人口老龄化直接影响着社会经济、政治、医疗、法律、就业保障、家庭照顾等各个方面，因此健康老龄化已成为当今老龄社会发展的重要目标，满足老年人的健康需要已成为社会医疗体系的重要任务。因此，采取积极有效的措施，防治老年病，做好老年健康保健工作，为老年人提供合理的生活照顾和满意的医疗保健服务，尽快完善老年保健组织和机构，真正提高老年人的生活质量，已成为一项重要而紧迫的战略任务。

第1节 概　　述

一、21世纪养老新概念

国际老龄联合会提出21世纪养老新概念，养老的内涵从满足物质需求向满足精神需求方面发展。养老的原则从经验养生向科学养生发展；养老的意义从安身立命向情感心理依托转变；养老的目标从追求生活质量向追求生命质量转化，长寿是最初的目标，健康是现在的目标，尊严是21世纪老龄化社会的目标。由此可以看出21世纪养老已彻底走向情感联络和心理依托的殿堂。

二、老年保健的相关概念

（一）健康老龄化

1. 健康老龄化的概念　健康老龄化指老年人在晚年能够保持生理、心理和社会生活的完好状态，将疾病或生活不能自理推迟到生命的最后阶段，同时社会和经济发展不受过度人口老龄化的影响。

广义上讲，健康老龄化包括老年人个体健康（老年人身心健康和良好的社会适应能力）、老年人群体健康（健康预期寿命的延长及与社会整体相协调）、老年人家庭健康（家庭代际和谐、老年人婚姻自由、家庭幸福）、老年人经济健康（老有所养，不为养老发愁）和社会经济环境健康（发展健康的生活方式和健康的社会经济机制）五个方面。例如一个国家或地区，如果较大比例的老年人处于健康老龄化状态，不仅能减轻家庭和社会的负担，而且老年人的作用能得到充分发挥，老龄化的负面影响能得到缓解，其老龄化过程就是健康的老龄化。

2. 实现健康老龄化的途径

（1）加强预防：普及健康教育，开展健康保健知识讲座，强化全民健康意识，提高预防疾病和自我保健的能力，做到早发现、早治疗。充分发挥基层社区卫生服务的作用，提高健康服务水平。

（2）提倡全民健康运动：通过健身运动，如打太极拳、跳广场舞等，增强老年人体质和机体的抗病能力。全民健康运动是实现健康老龄化的重要措施。

（3）营造良好的社会环境：弘扬中华民族尊老、爱老、敬老、养老的传统美德，营造尊老、敬老的社会环境。

知识链接　　　　　　　　　　　　　健康老龄化

　　1987年5月，世界卫生大会首次提出健康老龄化，并决定将老龄化的研究项目纳入世界卫生组织的《全球保健纲要》中，将"健康老龄化的决定性因素"列为主要研究课题。1990年9月，世界卫生组织提出健康老龄化是全世界积极推行的老年人健康生活目标。1993年7月，第15届国际老年学大会将"科学为健康老龄化服务"定为大会主题，并指出"全世界人口的预期寿命在延长，但是长寿不等于健康。老年学专家、老年现象专家和有关学者，都有必要把研究重点集中到延长老年人的健康上来，将健康老龄化作为解决全球老龄问题的奋斗目标。"

（二）积极老龄化

1. 积极老龄化的概念　　积极老龄化是在健康老龄化基础上提出的新观念，指老年人不仅在机体、社会、经济和心理方面保持良好的状态，而且要积极地面对晚年生活，能够按照自己的需要、愿望和能力继续学习，参与社会、经济、文化、精神和公益活动，作为家庭和社会的重要资源，继续为社会做出贡献。

　　这个概念遵守联合国提出的独立、参与、尊严、照料和自我实现原则，代表了一种更注重主动参与的老年生活，让老龄人群持续迸发出积极的政治、经济和文化的影响力，让老年人成为社会发展的建设性力量，成为解决老龄化问题的重要途径。

2. 积极老龄化的内容　　积极老龄化包括三个方面，分别是健康、参与和保障。

　　（1）健康：指老年人身心健康。进入老年期后，人体功能的衰退和慢性疾病不可避免，但是在进入老年期前，避免或减少有害人体健康的消极因素，增加健康的保护因素，会大大推迟人体功能衰退和慢性疾病到来的时间。最好的途径是社会开展持续的健康教育、让人们养成健康的生活方式、建立医疗保险制度并提高医疗服务水平。

　　（2）参与：是积极老龄化的核心内容。积极老龄化特别指出健康的、有能力工作的老年人，继续参与社会、经济、政治、文化等方面的活动，有偿或无偿地提供服务。这样会使老年人成为人口老龄化形势下，国家和社会可持续发展的宝贵资源。

　　（3）保障：对老年人来说至关重要。积极老龄化提出政府和家庭向老年人提供的保障包括供养、医疗、安全、权益等，要从根本上提高老年人生命和生活质量，保障老年人的基本权利和尊严。

知识链接　　　　　　　　　　　　　积极老龄化

　　积极老龄化是应对人口老龄化的新思维。它是健康老龄化在理论上的完善和必要条件。它把健康、保障和参与看成三位一体，强调老年人社会参与的必要性、重要性；强调个体应不断参与社会、经济、文化、精神和公民事务，尽可能地保持老年人个体的自主性和独立性；强调从生命的角度关注个体的健康状况，使个体进入老年期后还能尽量长时间地保持健康和生活自理。

　　积极老龄化能充实老年人"六个老有"和强化我国老年人最缺的"归属感"，提高生活质量，发挥其潜能，增加社会人力资本，为社会造就一批为老年人服务的志愿者队伍，是应对老龄化所不可或缺的。

（三）老年保健的概念与目标

世界卫生组织老年卫生规划项目认为，老年保健是在平等享用卫生资源的基础上，充分利用现有的人力和物力，以促进和维持老年人健康为目的，发展老年保健事业，使老年人得到基本的医疗、康复、保健、护理等服务。

　　老年保健的目标是最大限度地延长老年期独立生活自理的时间，缩短功能丧失及在生活上依赖他人的时间，提高老年人生命质量。

　　老年保健事业是以维持和促进老年人健康为目的，为老年人提供疾病的预防、治疗、功能锻炼等综合性服务，促进老年保健和老年福利发展的事业。

　　第一次世界老龄大会提出"健康老龄化"，第二次世界老龄大会提出"积极老龄化"。我国提出了21世纪"成功老龄化"的战略思考。

知识链接

成功老龄化

　　成功老龄化是维系老年人个体和外部世界建设性的平衡关系或良性的互动关系，并在这个过程中使老年人的价值实现最大化，从"老有所为"到"老有所用"进而到"老有所成"。与此同时，使整个社会在成功老龄化的推动下实现人的全面发展，以及人口与政治、经济、文化、生态全面的协调发展。在社会总体可持续发展的框架里，显然我们需要关注的不仅仅是自然的生态，而且是社会的生态。这种人文的思考和精神关怀绝对是社会可持续发展必需的内在力量。具有集大成、体现整合意义的"成功老龄化"，包含了健康老龄化、效益老化、积极老龄化子系统要素。

三、老年保健的重点人群

案例 2-1

　　患者，女，76岁。退休干部。老伴两年前去世，自己一人居住，子女在同城但不在一个小区。发现糖尿病15年多，一直口服降血糖药。最近感冒后感觉心悸、气短，去医院检查，诊断出有冠心病、心功能减退，通过住院治疗，症状控制后出院。

　　问题：你认为患者是老年保健的重点人群吗？

　　老年保健的重点人群主要包括高龄、独居、丧偶、新近出院、患病及精神障碍的老年人，通过对这些人群进行护理，帮助老年人尽快达到良好状态。

　　1. 高龄老年人　是指80岁以上的老年人。随着生活水平和医疗条件的改善，高龄老年人人口总数逐年增加。此类老年人大多体质脆弱，常并存多种疾病，随着年龄增长，出现系统功能衰竭的同时，生活自理能力、心理健康状况、社会适应能力普遍下降。因此这类人群对医疗、护理、健康保健的需求量会逐渐增大。

　　2. 独居老年人　随着现代工业化社会的进展及我国推行计划生育政策所带来的家庭结构变化和子女数的减少，家庭已趋于小型化，只有老年人组成的家庭比例在逐渐增高。尤其在我国农村，青年人外出打工的比例越来越高，导致独居老年人现象比城市更加严重。因此帮助老年人购置生活必需品、定期巡诊、送医送药上门和开展老年保健服务更加重要。

　　3. 丧偶老年人　随着年龄的增长，丧偶给老年人的生活和心理带来诸多不良影响，如丧偶老年人常会感到生活无望、乏味，甚至积郁成疾，这些不良影响对老年人的身体健康不仅有害，也会加重或使原有疾病复发，所以我们要更加关注丧偶老年人的心理健康保健。

　　4. 新近出院的老年人　新近出院的老年人因身体未完全康复，常需要继续治疗或及时调整治疗方案，因此社区医护人员应根据老年患者的情况，进行定期随访和特殊照料。

　　5. 患病的老年人　老年人患病后，不仅身体状况变差，生活自理能力下降，而且经济负担也会加重。这种情况下，很多老年人为减轻经济负担，会选择自行购药、服药，易延误病情。因此做好老年人健康检查、保健咨询非常必要。

6. 精神障碍的老年人 老年人中的精神障碍者主要是老年期痴呆患者。随着老年人口尤其是高龄老年人口的增多，痴呆患者也随之增加。痴呆使老年人生活失去规律，不能自理及伴有营养障碍，会加重原有的躯体疾病。痴呆老年人服药、智能训练、日常生活的照管、心理状态的关怀、异常行为举止的照护等多种需求均表明，这类人群对医疗和护理服务的需要明显高于其他人群，应引起全社会的重视和关心。

第2节 老年保健的发展

一、国外老年保健的概况

（一）英国的老年保健

英国的老年保健分为医院和社区两部分，以社区保健为重点，对 65 岁以上的老年人进行家庭访视，予以健康生活指导；老年人医院，对长期患病的老年人实行"转换住院制度"，以便对老年人的身心健康进行管理。医院和社区之间密切联系，相互配合，负责治疗、康复、护理等全部保健服务工作。除此之外英国还建立了社区之家、护理之家、老年人日托门诊、老年人社会活动站，实行全民免费的国家保健服务制度和社区卫生服务，完善了保健设施和福利设施，健全了老年医疗保障网络。

（二）美国的老年保健

1966 年 7 月，美国开始推行老年健康保险。健康保险包括两部分内容：A 类是常规住院保险，用于支付住院治疗费用、家庭保健治疗费用和临终关怀医院的费用；B 类是附加医疗保险，支付医生的服务费用和医院门诊服务费。美国的老年服务机构有护理之家、日间护理院、家庭养护院等。

美国的老年人健康照护制度是市场制的典型代表。美国长期照护（long-term care，LTC）体系保险的供求基本由市场来调节，公民可以自愿选择是否投保，也可以自由选择如何投保。大部分美国老年人选择居家养老社区照顾模式，这促进了社区照顾的发展，专门为老年人建立的居住社区、独立居住型、护理居住型和持续照顾型等老年社区得到了政府、开发商和老年人的青睐，这被称为"国家-社区型"老年福利模式。

（三）日本的老年保健

日本被称为世界上第一长寿国家，但是老年保健起步较晚，1975 年日本才开始建立关于老年保健的立法和老年保健的措施，之后老年保健飞速发展，出现了不少老年保健示范市、镇、村。1982年，日本建立了《老年保健法》。1993 年，颁布了《老年人保健法》，对家庭访问护理工作实行制度化管理，由医院、诊所护士给在家疗养者、精神康复患者提供援助。2000 年，实施了《介护保险法》，采用强制保险的方式，让 40 岁以上的国民都加入。

目前日本已经逐步形成了老年福利法、老年保健法、护理保险法，并形成了涉及医疗、老年保健设施和老年访问护理等一系列制度。如日本实行的全民医疗保险制度，为社区保健工作提供了保障。日本社区老年保健的主要特点是将老年人疾病的预防、治疗、护理、功能训练及健康教育等方面结合起来，建立了多元化的养老服务，即对不同老年人采取不同对策。

1. 健康老年人

（1）建立"生机勃勃"推进中心：为老年人提供医疗、心理咨询、法律等信息，促进老年人"自立、参与、自护、自我尊严"的实现。

（2）建立"银色人才"中心：为老年人提供再就业机会。

（3）提供专用"银色交通工具"：鼓励老年人的社会参与。

2．独居、虚弱老年人

（1）建立方便完善的急救系统。

（2）建立市、镇、村老年人福利推进事业中心，为老年人提供安全、快乐、方便的日常生活等服务项目。

3．长期卧床老年人

（1）建立老年人服务总站：为每位老年人制订合适的个体保健护理计划和各种综合性服务。

（2）建立家庭护理支持中心：接受并解答来自老年人及其照顾者的各种咨询和问题，为老年人提供最适当的保健、医疗、福利等综合信息，代老年人申请利用公共保健福利服务，负责介绍和指导老人学习护理器械的具体使用方法等。

（3）建立老年人家庭服务中心：在中心开展功能康复训练、咨询等活动。

（4）建立访问护理站：为老年人提供治疗、护理、健康指导等。

（5）建立福利器械综合中心：免费提供或租借日常生活必须用具和福利器械，并负责指导老人学习各种器械的使用方法。

4．痴呆老年人

（1）建立痴呆老年人日间护理站：提供痴呆老年人的饮食、沐浴等日间照顾服务。

（2）建立痴呆老年人小组之家：让痴呆老年人生活在一个大家庭里，由专业人员提供个体化的护理，以延缓痴呆进程，并让老年人有安定的生活。

（3）建立痴呆老年人综合护理联合体系：与老年人医院、老年人保健机构联合，为痴呆老年人提供治疗、护理、照顾等综合一体式服务。

二、我国老年保健的概况

我国老年保健工作起步较晚、发展缓慢，而且我国的老龄化进程不均衡、人口基数大、老龄化速度较快，这使得我国老年保健及服务体系面临严峻挑战，因此我国亟待探索和建立符合我国国情的老年保健制度。

我国政府十分关注老年人，为促进老年人保健事业的发展，颁布了一系列法律法规和政策，建立了符合我国国情的老年人社会养老保健制度和以居家养老为基础、社区服务为依托、机构养老为补充的多层次养老服务体系。具体来说，我国老年保健的发展可划分为3个阶段。

第一阶段：起始期（20世纪50年代—20世纪80年代）

1950年，我国开始对老年学和老年医学进行深入研究，颁布了《农村五保供养工作条例》，实施了农村合作医疗制度及城镇职工养老医疗政策等。

第二阶段：探索期（20世纪80年代—20世纪90年代）

1982年，政府成立了中国老龄问题全国委员会；1984年，经济发达城市如上海、北京等相继成立老年病医院和老年护理中心；1994年，中国老年保健医学研究会成立；1995年，成立了老年卫生工作领导小组；1996年10月，颁布实施了《中华人民共和国老年人权益保障法》，对老年人的赡养与抚养、社会保障、参与社会发展及法律责任做了明确规定。

第三阶段：发展期（20世纪90年代至今）

1999年，我国成立了全国老龄工作委员会、地方各级老龄工作委员会，建立了老龄协会、老年学研究会、老年大学、老年体育、老年书画、老年法律、老年保健等非政府群众组织。在农村，70%的村委建立了老年协会。2000 年 8 月，制定了《关于加强老龄工作的决定》，确定了 21 世纪初老龄工作和老龄事业发展的指导思想、基本原则和目标任务，切实保障老年人的合法权益。2001—2005 年又制定了《中国老龄事业发展"十五"计划纲要》《中国老龄工作发展纲要》，把老龄事业纳入了国家经济和社会发展计划之中。2005—2008 年间，全国老龄办等部门联合发表了《关于加强老年人优待工作的意见》《关于加快发展养老服务业的意见》《关于全面推进居家养老服务工作的意见》等，通过发展老年社会福利事业和社会养老服务机构，营造老年人居家养老服务的环境，为老年人提供方便、快捷、人性化的服务。《中国人口老龄化发展趋势百年预测》《中国老龄事业的发展》白皮书及第二次全国老龄工作会议的召开，体现了国家对老龄化问题的高度重视。2011 年 9 月，国务院明确了中国老龄事业在老年社会保障、老年医疗卫生保健、老龄服务、老年人生活环境改善、老龄产业和老年社会管理、老年人权益保障、老龄科研及国际交流与合作等方面的发展任务。2012 年修定的《中华人民共和国老年人的权益保障法》首次明确规定"国家逐步开展长期护理保障工作，保障老年人的护理需求"。2013 年，国务院颁布了《社会养老服务体系建设规划（2011—2015 年）》，提出"社会养老服务体系建设应以居家为基础、社区为依托、机构为支撑"。2015 年 11 月，国务院办公厅转发《关于推进医疗卫生与养老服务相结合的指导意见》，提出医养结合不但包括传统的生活照料服务，而且包括医疗康复保健服务，是集医疗、健康咨询、健康检查、疾病诊断和护理、大病康复及临终关怀为一体的养老服务模式。为积极开展应对人口老龄化行动，推动老龄事业全面协调可持续发展，健全养老体系，2017 年，国务院印发了《"十三五"国家老龄事业发展和养老体系建设规划》，对于保障和改善民生，增强老年人参与感、获得感和幸福感，实现全面建成小康社会奋斗目标具有重要战略意义。

第 3 节　老年保健的基本原则、任务和策略

案例 2-2

　　一对年过七旬的"空巢家庭"老年夫妇，丈夫因突然发生"脑梗死"导致左侧肢体偏瘫，伴有运动性失语而住院治疗。1 个月后患者病情稳定而转入康复中心进行肢体康复和语言康复训练。4 个月后肢体功能有所恢复，能够在医护人员和家属的帮助下站立，但仍然行走困难，语言功能恢复不佳，患者经常情绪激动、心情沮丧。出院后，老夫妇在日常生活方面面临着各种生活困境。

问题： 1. 如何解决这对老年夫妇现存的和潜在的健康问题？
　　　　2. 应该怎样指导患者自我保健？

一、老年保健的基本原则

　　老年保健原则是开展老年保健工作的行动准则，为老年保健工作提供依据。

（一）全面性原则

　　世界卫生组织 1989 年给健康的定义是"不仅仅是没有疾病，而且包括身体健康、心理健康、社会适应良好和道德健康"。老年人的健康是身体、心理、社会适应和道德等方面的完好状态。所以，老年保健应该是多维度、多层次的，包括三层含义：①老年保健的对象是全体老年人；②老年保健要重视老年人的躯体、心理及社会适应能力和生活质量等方面的问题；③老年保健要包含疾病和功能障碍的治疗、预防、康复及健康促进等各方面，促进老年人良好的健康状

态，提高社会适应能力和生存质量。

（二）区域化原则

为了让老年人更方便、快捷地获得保健服务，应提供以一定区域为单位的保健。依照我国的习俗，老年人更愿意留在社区，选择以家庭为依托的保健。目前较为可行的一种服务模式是以社区为单位的区域化服务。它的工作重点是针对老年人独特的需要，确保在要求的时间、地点，为真正需要服务的老年人提供社会援助，使老年人第一时间获得方便、快捷的保健服务。

（三）费用分担原则

我国是发展中国家，经济实力不足，为满足日益增长的老年保健需求，老年保健的费用采取多渠道筹集社会保障基金的办法，即政府承担一部分、保险公司的保险金补偿一部分、老年人自付一部分。

（四）功能分化原则

在老年健康多层次的基础上，针对老年保健的各个层面，建立以老年人保健为目的的各类组织机构。根据老年保健需求及我国国情，在老年保健的计划、组织和实施及评价等方面有所体现。如根据老年人疾病的特征和特殊的发展规律，最早从功能上分化出了老年护理院和老年医院；再如要根据老年人存在的特殊生理、心理和社会问题，老年保健在人力配备上也要显示明确的功能分化，即不仅要具有从事老年医学研究的医护人员，还应当具有精神病学家、心理学家和社会工作者。

（五）个体化原则

采用多学科的方法，对老年人的健康进行多方面、个体化的综合评估，并提出适合老年人个体治疗和长期监护方案。

（六）联合国老年政策原则

1. 独立性原则

（1）老年人应通过收入、家庭和社区支持及自助，去获得足够的食物、住宅及庇护场所。

（2）老年人应有继续参加工作或其他有收入的机会。

（3）老年人应能够参与决定何时及采取何种方式从劳动力队伍中退休。

（4）老年人应获得适宜的教育和培训的机会。

（5）老年人应能够生活在安全和适合于个人爱好和能力变化相适应的环境中。

（6）老年人应尽可能长时间在家中生活。

2. 参与性原则

（1）老年人应保持融入社会，积极参与制定和实施与其健康直接相关的政策，并与年轻人分享他们的知识和技能。

（2）老年人应能够寻找和创造为社区服务的机会，在适合他们兴趣和能力的位置上做志愿者服务。

（3）老年人应能够建立自己的协会或组织。

3. 保健和照顾原则

（1）老年人应得到与其社会文化背景相适应的家庭、社区的照顾和保护。

（2）老年人应享有卫生保健护理服务，用以维持或重新获得最佳的生理、心理与情绪健康水平，以预防或推迟疾病的发生。

（3）老年人应享有社会和法律服务，以提高自主能力，得到更好的照顾和保护。

（4）老年人应利用适宜的服务机构，获得政府保障，康复、心理和社会性服务及精神支持。

（5）老年人在住所应享有人权和基本自由，包括充分尊重他们的尊严、信仰、利益、需求、隐私及其自身保健和生活质量的决定权。

4. 自我实现或自我成就原则

（1）老年人应充分追求发展潜力的机会。

（2）老年人应享受社会中的教育、文化、精神和娱乐资源。

5. 尊严性原则

（1）老年人应有尊严和保障，避免受到剥削和身心虐待。

（2）所有老年人都应被公正对待，并尊重他们对社会的贡献。

二、老年保健的任务

2025 年，全世界将进入深度老龄化社会。过多的老年人将对社会经济、政治、医疗等各方面带来严重影响。而老年人群比较脆弱，任其发展会造成严重的社会负担。如果及早采取措施，通过保健，可发挥他们身心健康的潜力，为社会继续做贡献，所以应做好老年保健工作。

1. 维护老年人健康，保持老年人组织器官的生理功能，提高老年人的预期健康寿命。

2. 探讨老年人心理特征，特别是老年人异常心理表现，做到早发现、早解决，促进身心健康。

3. 促进老年人健康指导和健康教育，给予老年人正确保健指导，延缓衰老，达到延年益寿的目的。

4. 根据老年人机体退行性变化和病理改变特征给予适宜的治疗、护理，使其早日康复，并减少或减轻残障，提高老年患者生活质量。

总之，老年人保健工作的目的不只是延长寿命，而是运用老年医学知识开展老年病防治工作，加强对老年病的监测；通过开展健康教育，指导老年人日常生活和健身锻炼，延长老年人的健康预期寿命，提高老年人生存质量。因此，老年保健任务完成应依赖完整的老年医疗保健服务体系。

三、老年保健的策略与措施

（一）老年保健的策略

根据我国的经济条件和法律法规，建立了中国特色的老年保障体系和总体战略部署：即政府、社区、家庭和个人共同参与，形成符合健康老龄化社会的老年服务保健网络。根据总体部署和老年人的特点，可将我国的老年保健策略概括为六个"有所"："老有所医""老有所养""老有所乐""老有所学""老有所为""老有所教"。

1. 老有所医——老年人的医疗保障　随着年龄的增长，老年人的健康状况逐渐下降，疾病和健康问题逐渐增多，因而老有所医关系到老年人的生存质量。所以，必须首先解决好老年人的医疗保障问题。目前我国医疗保障制度逐渐完善，到 2020 年基本医疗保险实现全国统筹，其他社会保险项目实现省级统筹，解决医保直接报销问题，使老年人就医有经济保障，多种政策真正实现老有所医，切实提高老年人的生活质量。

2. 老有所养——老年人的生活保障　由于我国传统观念和经济条件等综合因素的影响，我国老年人养老的主要方式仍然是家庭养老。但是随着老龄化程度的加剧，养老必然会由家庭转向社会。因此建立完善的社区老年服务设施和机构，增加社会养老资金的投入，保证老年人的基本生活和服务，将成为老年人安度幸福晚年的重要因素。

3. 老有所乐——老年人的文化生活 在社区安装健身器材；建立老年活动站，开展琴棋书画、阅读欣赏、体育文娱活动、组织观光旅游、参与社会活动等。丰富老年人的文化生活，提高身心健康和文化修养，使老年人晚年充满乐趣。

4. 老有所学——老年人的精神生活 自1983年我国第一所老年大学创立以来，为老年人提供了一个再学习的机会和继续发展的平台，也为老年人的社会交往提供了有利条件。老年人可以根据自己的爱好，选择学习内容。通过学习，精神面貌发生了很大改观，生活变得充实，身心健康明显改善。

5. 老有所为——老年人的发展与成就 老年人可以将自己广博的知识和丰富的经验直接用于社会活动中，如技术咨询、人才培养等，提高其在社会和家庭中的地位，改善自身的生活质量，使之保持自信心和成就感；也可以间接参与社会发展，如参与家务劳动支持子女工作、社会公益活动等。

6. 老有所教——老年人的教育 国内外研究表明：科学、良好的教育和精神文化生活是提高老年人生活质量和健康状况的根本保证。因此，对老年人进行丰富多彩的教育和帮助老年人建立健康、丰富、高品位的精神文化生活是社会的责任和目标。

（二）老年保健的措施

基于目前我国经济条件尚不发达，人口基数大，老年人口增长速度快等情况，我国制定了一系列措施以应对人口老龄化。

1. 国家措施

（1）健全法律法规：1996年颁布《中华人民共和国老年人权益保障法》，规定保障老年人合法权益是全社会的共同责任。《中华人民共和国婚姻法》规定子女对父母有赡养的义务，且虐待老人要承担法律责任。民政部门有责任对无家庭抚养的老年人进行照顾。医疗保险和养老保险金制度使老年人晚年更有保障。

（2）支持老年照护机构的发展：老年人易患各种疾病，不少老年人需要长期的医疗、康复和护理。有些老年人只愿留在家中接受家人照顾，有些老年人希望进入养老护理机构，却苦于床位不足而无法入住。因而，社区成了老年保健实施的主要场所。1997年颁布的《中共中央、国务院关于卫生改革和发展的决定》，明确指出发展社区卫生服务的要求，随后社区卫生服务中心在全国各乡镇基层广泛成立。当前，国家大力支持公办、社会力量举办老年照护组织，在政策上给予倾斜。

（3）确定老年保健的基本原则：作为开展老年保健工作的行动准则，基本原则是预防为主，全面性原则、区域化原则、费用分担原则、个体化原则和功能分化原则。

（4）健全完善社会保障体系：我国在建设"以社会保险、社会救助、社会福利为基础，以基本养老、基本医疗、最低生活保障制度为重点，以慈善事业、商业保险为补充"的社会保障体系的过程中，始终把老年人的养老保障问题置于重要位置。逐步建立健全城乡养老保险、最低生活保障和城市医疗保险、农村新型合作医疗制度及城乡贫困老年人的医疗救助、生活救助制度等。

"医养结合"养老模式

"医养结合"是医疗资源与养老资源相结合的一种新型养老模式。"医养结合"机构主要的服务对象是患慢性病的老年人、失能半失能老年人等。除了传统的生活护理、心理关怀、文化活动等服务之外,"医养结合"更突出了医疗护理康复保健服务,如疾病诊治、护理、康复、健康检查、精神慰藉等。

2. 老年人的自我保健措施

(1)自我保健的概念:自我保健指人们为保护自身健康所采取的一些综合性的保健措施。老年自我保健是指老年人利用自己所掌握的医学知识、养生保健方法和简单易行的治疗、护理、康复手段,依靠自己、家庭或周围的资源进行自我观察、预防、治疗和护理的一系列活动。老年人通过不断地调适和恢复生理、心理的平衡,逐步养成良好的生活习惯,建立起一套适合自身健康状况的保健方法,以促进健康,防病治病,提高生活质量,达到延长健康期望寿命的目标。

(2)自我保健的措施

1)自我预防:预防为主是自我保健的核心。主要是建立健康的生活方式,养成良好的生活、卫生、饮食习惯,坚持适度的运动,保持最佳心理状态。

2)自我检测:包括自我观察和自我检查两部分。自我观察指通过"视、听、嗅、触"等方法观察身体的健康状况,及时发现异常情况或危险信号,对疾病做到早发现、早治疗。自我观察的内容包括:观察生命活动有关的重要生理指标、观察疼痛的部位和特征、观察身体结构和功能的变化等。自我检查指学会体温、脉搏、呼吸、血压的检测方法,糖尿病患者掌握血糖的监测方法等。

3)自我治疗:指老年人对轻微损伤和慢性疾病的自我治疗,如糖尿病患者为自己注射胰岛素;患心肺疾病的老年人在家中用氧气袋、小氧气瓶吸氧;对一些小伤口的自我处理等。

4)自我护理:运用护理知识进行自我照料、自我调节、自我参与及自我保护等活动。

5)自我康复:有功能障碍的老年人在康复医生的指导下,进行针对性的自我康复,有助于老年人生理、心理、社会功能的全面康复,保持较好的独立生活能力,促进健康老龄化。

6)自我急救:熟悉急救电话,外出携带急救卡,随身携带急救药等。

长 寿 歌

早睡早起多锻炼,走也舒坦,跑也舒坦。
膳食调好三日餐,素也香甜,荤也香甜。
常与老友聊聊天,古也交谈,今也交谈。
琴棋书画我都学,早也乐观,晚也乐观。
有害嗜好不沾边,烟也不抽,酒也不贪。
定期检查上医院,儿也心安,女也心安。
别把烦恼留心间,朝也安然,晚也安然。
广游名川和大山,远也走走,近也转转。
金钱地位不留恋,利也不恋,名也不贪。
社区活动多奉献,老也喜欢,少也喜欢。

（3）自我保健的注意事项：①自我保健的方法和措施要得当。老年人根据自身情况，选择适合自身的自我保健措施，提高自我保健效果。②选用药物进行自我保健要慎重。老年人选用药物进行自我保健时应以非处方药物为主，严格按照药物说明服药，出现不良反应时立即停药就医。不可盲目滥用补药及保健品。③药物和非药物要相结合。一般的老年慢性病以非药物疗法为主，效果不明显时，应遵医嘱采用药物治疗。急性病、感染性疾病应以药物疗法为主。

小　结

老年保健是健康老龄化的必要前提，对老年人尤其是独居、高龄等重点人群，通过医院、社区等多渠道的健康教育，提高保健意识，学习保健知识，增强自我保健的能力，延长健康期望寿命，切实提高老年人晚年生活质量。我国制定了符合我国国情的多层次养老服务体系：居家养老为基础、社区养老为依托、机构养老为补充，使老年人尽可能达到老有所医、老有所乐、老有所养、老有所学、老有所为、老有所教，使老年人物质精神生活丰富多彩。

自 测 题

选择题

A₁/A₂型题

1. 世界上平均预期寿命最长的国家是（　　）

A. 英国　　　　　　　　B. 日本

C. 挪威　　　　　　　　D. 瑞士

E. 中国

2. 老年保健最初起源于（　　）

A. 美国　　　　　　　　B. 日本

C. 英国　　　　　　　　D. 中国

E. 德国

3. 《中华人民共和国老年人权益保障法》颁布实施的时间是（　　）

A. 1986 年 8 月　　　B. 1996 年 8 月

C. 1983 年 10 月　　　D. 1990 年 10 月

E. 1996 年 10 月

4. 根据特定的国情和传统文化，我国主要的养老模式是（　　）

A. 居家养老

B. 老年公寓养老

C. 养老院养老

D. 日间护理院养老

E. 老年病医院

5. 老年保健的重点人群不包括（　　）

A. 高龄老年人　　B. 独居老年人

C. 丧偶老年人　　　D. 住院的老年人

E. 新近出院的老年人

6. 老年保健的目标是（　　）

A. 实现健康老龄化

B. 提高老年人的生命质量

C. 提高健康期望寿命

D. 减轻家庭负担

E. 减轻社会负担

7. 以社区为单位的区域化服务遵循的是老年保健的（　　）

A. 全面性原则

B. 功能分化原则

C. 费用分担原则

D. 联合国老年政策原则

E. 区域化原则

8. 以下不属于老年保健和照护的重点人群的是（　　）

A. 高龄老年人

B. 独居老年人

C. 精神正常的老年人

D. 患病的老年人

E. 丧偶老年人

9. 老年保健费用分担原则中错误的是（　　）

A. 政府承担一部分

B. 保险公司的保险补偿一部分

C. 老年人自付一部分　　　　　　　　　（　　）

D. 老年人全部承担

E. 采取多渠道筹集社会保障基金的办法

10. 老年人对医疗服务需求的特点，除外

A. 就诊率高　　　　　　B. 住院率高

C. 住院时间长　　　　　D. 医疗费用高

E. 医疗需求高

（李秀玲　王凤姣）

第3章 老年人健康评估

健康评估是全面地、系统地、有计划地收集评估对象的健康资料,并对资料的价值进行判断的过程。老年人因生理、心理衰退和社会环境适应能力下降等方面的影响,加之老年人感知、表述、沟通和接受信息的能力下降,在对其进行健康评估时,护理人员应充分认识到老年人的特殊性,在评估过程中正确应用语言和非语言的沟通技巧,对老年人耐心、细致、全面正确地进行健康评估。

第1节 概 述

老年人的健康评估是通过与老年人的交谈询问、客观观察、全面检查等方式,结合老年人的身心变化特点,有目的、有计划、系统地收集评估对象的健康资料,运用相关的评估技巧,全面、客观地对资料进行判断的过程。

一、老年人健康评估的内容

世界卫生组织将健康定义为:健康不仅是指没有疾病和身体缺陷,还要有完整的生理、心理状况和良好的社会适应能力。这一定义揭示了人类健康的本质,指出了健康所涉及的若干方面。因此,护理人员对老年人进行健康评估时,应该全面考虑,不仅要处理已经发生的问题,还要预防潜在问题的发生。

老年人健康评估的内容主要包括躯体健康、心理健康、社会功能,以及综合反映这三方面功能的生活质量评估。

二、老年人健康评估的注意事项

1. 提供安静、舒适的环境 老年人的听力减退,注意力不集中,因此检查前应选择安静的环境,避免干扰,注意保护老年人的隐私。注意保暖,体检时应注意调节室内温度,保持在22~24℃为宜。

2. 选择合适的体位、方法 对有移动障碍的老年人,可取其适宜的体位,重点检查易发生皮损的部位。检查口腔和耳部时,配有活动义齿或助听器者,要取下活动义齿和助听器。检查要全面,不要疏漏易于发生皮损的部位。因老年人感觉减退,进行感知觉检查,特别是在检查痛觉和温度觉时,应注意预防损伤。

3. 安排充足的时间 老年人由于感官退化,反应较慢,行动迟缓,如果做全身评估需要时间较长时,可以分时分段进行,让老年人有充足的时间回忆过去发生的事件。不要催促老年人,以避免获得不正确的信息。

4. 运用沟通技巧 应采取面对面交流的方式,以便老年人能看清评估者的口形变化,弥补老年人听力减退所引起的缺陷。与老年人沟通时,要注意尊重老年人,语气温和、语调平缓、语速放慢、吐字清楚,必要时可以重复。语言需通俗易懂,耐心解答老年人提出的问题。对口头表达不清的老年人,可借助书面语言交谈或肢体语言交谈。

考点: 老年人健康评估的注意事项

第 2 节　老年人躯体健康的评估

案例 3-1

刘爷爷，70 岁。10 年来反复咳嗽、咳白色泡沫痰。近 3 年出现呼吸困难。3 天前咳嗽加重，并咳黄色脓痰，入院治疗。

问题：1. 护士采集健康史时应该包括哪些内容？
　　　　2. 护士给刘爷爷检查生命体征时应注意哪些问题？

一、健康史采集

健康史是关于老年人目前与既往健康状况、影响因素及老年人对自己健康状况的认识和反应等方面的主观资料，主要包括老年人的一般资料，如姓名、性别、年龄、婚姻状况、职业、文化程度等，以及主诉、病史、健康史、用药史、生长发育史、婚姻生育史、家族史等。

二、身体状况的评估

（一）一般状态

1. 生命体征

（1）体温：老年人体温较成年人低，70 岁以上老年人感染时常无发热的表现。若午后体温比清晨高 1℃以上，应考虑为发热。

（2）脉搏：老年人脉率接近成年人，测脉搏时间不应少于 30 秒，注意脉律的不规则性。

（3）呼吸：老年人呼吸频率较成年人稍快，为 16～25 次/分。

（4）血压：高血压和直立性低血压在老年人中较为常见。平卧 10 分钟后测定血压，然后直立后 1 分钟、3 分钟、5 分钟各测定血压 1 次，若直立时任何一次测得的血压比卧位时收缩压降低≥20mmHg 或舒张压降低≥10mmHg，称为直立性低血压。

2. 身高、体重　正常人从 50 岁起身高渐缩短，老年男性平均缩短 2.9cm，老年女性平均缩短 4.9cm。由于肌肉和脂肪组织的减少，80～90 岁老年人体重明显减轻。

3. 体位、步态　疾病可使体位发生改变，如心肺功能不全者，常取强迫坐位。异常步态对疾病诊断有一定帮助，如慌张步态常见于帕金森病，醉酒步态常见于小脑疾病等。

4. 意识状态、智力　意识状态有助于判断有无颅内病变及代谢疾病。通过评估老年人的记忆力和定向力，有助于早期痴呆的诊断。

（二）皮肤、黏膜

评估老年人皮肤时，要注意皮肤的颜色、温度、湿度、皮肤的完整性与有无感觉障碍等。老年人由于骨髓造血组织逐渐被脂肪和结缔组织替代，70 岁以后，仅 30%左右的骨髓造血，是发生贫血的重要原因。因此，要观察老年人皮肤、黏膜有无苍白。对长期卧床的老人要检查受压部位的皮肤，有无压疮发生。老年人的皮肤干燥，皱纹增多，缺乏弹性，失去光泽，常伴有皮损、表皮色素沉着。常见的皮肤异常有老年斑、老年性白斑、老年疣、皮肤瘙痒等。

（三）头面部

1. 头发　随着年龄的增长，头发变得灰白、稀疏，并有秃发。秃发从额部或额顶部开始逐渐扩展到颞部、枕部。

2. 眼睛及视力　老年人眼窝内的脂肪组织减少，眼球凹陷，眼睑下垂，瞳孔缩小，反应缓慢。泪腺分泌减少，易出现眼睛干涩。随着年龄的增长，角膜敏感度降低致角膜反射迟钝，角膜边缘及周围有类脂性沉积，可出现灰白色环状浑浊，称为老年环。

随着年龄的增长，角膜上出现灰白色云翳。老年人晶状体的弹性变差，睫状肌收缩能力减弱，眼的调节能力下降，迅速调节远、近视力的功能下降，出现老花眼。老年人因瞳孔缩小、视网膜视紫质的再生能力减弱，其辨别色彩、暗适应的能力有不同程度的衰退和障碍。晶状体随年龄增长而增厚，出现房角关闭，影响房水回流，致眼压高，引起青光眼。异常病变可有白内障、斑点退化、眼压增高或青光眼、眼底血管压迹等，严重影响老年人的视功能。

3. 耳　检查可发现老年人的外耳皮肤干燥，失去弹性，耳垢干燥。老年人的听力随着年龄的增长逐渐减退，由于中耳听骨退行性变，内耳听觉感受细胞退变、减少，常出现老年性耳聋。因对高音的听力损失比低音早，且呈进行性变化，所以对高音量或噪声易产生焦虑，常伴有耳鸣，特别是在安静的环境下更明显。检查耳部时，应注意外耳道是否通畅，带助听器者应取下，可通过询问、控制音量、手表的嘀嗒声及耳语来检查听力。

4. 鼻腔　黏膜萎缩变薄，分泌减少，干燥，嗅觉减退。

5. 口腔　由于毛细血管血流减少，老年人唇周红色减退，口腔黏膜及牙龈变得苍白；唾液分泌减少，口腔黏膜干燥；味蕾退化，味觉减退。由于长期的磨损与衰老，老年人多有牙齿缺失，常有义齿。牙齿的颜色发黄、变黑或不透明。评估时，应检查牙龈有无出血或肿胀、牙齿有无松动和断裂、有无溃疡或长期不愈的黏膜白斑。

（四）颈部

颈部结构无明显改变。注意检查老年人有无颈强直的体征。颈强直，可见于脑膜受刺激，也可见于痴呆、脑血管病、颈椎病、颈部肌肉损伤和帕金森病患者，应引起重视。颈部评估时还应注意颈部和锁骨上淋巴结有无肿大。

（五）胸部

1. 乳房　随着年龄的增长，老年女性乳房变得下垂或平坦，乳腺组织减少。如发现肿块，要认真检查以排除癌症。老年男性如有乳房发育异常，多是由于体内激素改变或是药物不良反应所致。

2. 胸廓、肺部　老年人尤其是患有慢性支气管炎者，胸腔前后径增大、胸廓横径缩小，呈桶状胸，胸腔扩张能力减弱、呼吸音减弱。由于肺部生理无效腔增多，叩诊常出现过清音。

3. 心脏　老年人由于肩部狭窄、脊柱后凸使心脏下移，心尖冲动可出现在锁骨中线旁，心尖冲动幅度减小，听诊心音减弱，静息时心率变慢。主动脉瓣、二尖瓣的钙化、纤维化及脂质堆积可导致瓣膜僵硬和关闭不全，听诊时可闻及异常的舒张期杂音。检查时注意心界有无扩大，老年人心音强度有无变化。老年人心音强度的变化比心脏杂音更具有临床意义。

（六）腹部

评估腹部外形。触诊有无压痛和肝脾大及肿块，叩诊音和肠鸣音是否正常。老年人皮下脂肪堆积致腹部隆起，肠蠕动减弱致肠鸣音减弱。肺扩张、膈肌下移致肋缘下可触及肝脏。

（七）泌尿生殖器

老年女性由于雌激素缺乏，使外阴发生变化：阴毛稀疏，阴唇皱褶增多，阴蒂变小，阴道变窄，阴道壁干燥苍白，皱褶不明显。阴道自净作用减弱甚至消失，容易发生老年性阴道炎。子宫颈变小，子宫及卵巢缩小。老年男性外阴改变与激素水平降低相关，阴毛变稀及变灰，阴茎、睾丸变小，阴囊变得皱褶和松弛。前列腺增生常引起排尿阻力增大，导致尿道梗阻，出现排尿困难。评估时注意有无炎症等。

（八）脊柱四肢

老年人肌张力下降，关节退行性变，关节活动受限，可出现脊柱和头部前倾、肌肉萎缩和行走速度减慢。椎间盘退行性变使脊柱后凸。由于骨关节炎及退行性改变，致使某些关节活动范围受限。评估四肢时，应检查各关节活动范围、动脉搏动情况，注意有无关节肿胀、疼痛、畸形及运动障碍。出现下肢皮肤溃疡、疼痛、坏疽、足冷等情况，常提示下肢动脉供血不足。

（九）神经系统

随着年龄的增长，老年人神经传导速度减慢，对刺激反应时间延长，敏感性下降，可出现反应迟钝、活动能力下降、动作不协调等。大脑呈衰老改变，对躯体的认识能力和位置觉的判断能力下降，容易发生跌倒。小脑纹状体系统老化萎缩，导致前庭功能紊乱，出现步态蹒跚、老年性震颤等。评估时应注意各种深浅反射有无异常，是否出现病理性反射和脑膜刺激征。

三、功能状态的评估

（一）概念

功能状态主要指老年人处理日常生活的能力，其完好与否直接关乎老年人的生活质量。护理人员对老年人的功能状态进行评估，有助于了解老年人的起居、生活状况，判断其功能减退程度，以制订相应的护理措施。

（二）评估内容

由于老化和长期慢性疾病的影响，可导致老年人一些功能的减退甚至丧失，因此，功能状态的评估对老年人很重要。功能状态的评估包括基础日常生活能力、功能（工具）性日常生活能力和高级日常生活能力三个方面。

1. 基础日常生活能力　指满足个体日常基本生活应具备的能力，如更衣、进食、如厕、行走、体位变换、洗漱沐浴、大小便控制等。这一层次能力的缺失，使老年人失去生活自理能力，明显影响老年人的基本生活需要。所以基础日常生活能力不仅是评估老年人功能状态的指标，也是评估老年人是否需要补偿服务或评估老年人残疾率的指标。

2. 功能（工具）性日常生活能力　指满足个体独立生活应具备的能力，如打电话、乘公交车、购物、家庭清洁和整理、使用各种电气设备、自理经济等。这一层次能力的缺失，提示老年人独立生活能力下降，不能进行正常的社会活动。

3. 高级日常生活能力　指满足个体生活质量应具备的能力，如参与工作、社会活动娱乐等，反映了老年人的智能能动性和社会角色功能。这一层次能力的缺失，将使老年人失去维持社会活动的基础。随着年龄增长，最早出现的是高级日常生活能力的缺失，常预示着更严重的功能下降。若发现老年人有高级生活能力的下降，就需要做进一步功能性评估，包括基础日常生活能力和功能（工具）性日常生活能力的评估。

（三）常用评估工具

在医院、社区、康复中心等开展老年护理工作时，有多种标准化的评估量表可供护理人员使用。应用较多的工具为 Katz 日常生活功能指数评价量表和 Lawton 功能性日常生活能力量表。

1. Katz 日常生活功能指数评价量表　通过观察，确定洗澡、更衣、如厕、移动、控制大小便、进食等 6 个日常生活功能评分。总分值和活动范围与认知功能相关。可用于测量评价慢性疾病的严重程度及治疗效果，也可用于预测某些疾病的发展（表 3-1）。

表 3-1　Katz 日常生活功能指数评价量表

生活能力	项目	分值
进食	进食自理无需帮助	2
	需帮助备餐，能自己进食	1
	需帮助进食或经静脉、胃管给营养	0
更衣（取衣、穿衣、扣扣子、系带）	完全独立完成	2
	仅需要帮助系鞋带	1
	取衣、穿衣需要协助	0
沐浴（擦浴、盆浴或淋浴）	独立完成	2
	仅需要部分帮助（如背部）	1
	需要帮助（不能自行沐浴）	0
移动（起床、卧床，从椅子上站立或坐下）	自如（可以使用手杖等辅助器具）	2
	需要帮助	1
	不能起床	0
如厕（如厕大、小便自如，便后能自我清洁及整理衣裤）	无需帮助，或能借助辅助器具进出厕所	2
	需帮助进出厕所、便后清洁或整理衣裤	1
	不能进出厕所完成排泄过程	0
控制大、小便	能完全控制	2
	偶尔大、小便失控	1
	排尿、排便需别人帮助，需用导尿管或失禁	0

注：此量表将日常生活能力分为 6 个方面，即进食、更衣、沐浴、移动、如厕和控制大、小便，评定各项功能完成的独立程度。评定方法：通过与被测者及护理人员交谈或被测者自填问卷，计算总分值。评分标准：总分值的范围是 0～12，分值越高，提示被测者的日常生活能力越高

2. Lawton 功能性日常生活能力量表　可用于评定被测者的功能性日常生活能力，通过与被测者、家属和知情人的交谈或被测者自填问卷，对 7 个方面的功能性日常生活能力进行评分（表 3-2）。

表 3-2　Lawton 功能性日常生活能力量表

生活能力	项目	分值
你能自己做饭吗	无需帮助	2
	需要一些帮助	1
	完全不能自己做饭	0
你能自己做家务或勤杂工作吗	无需帮助	2
	需要一些帮助	1
	完全不能自己做家务	0
你能自己服药吗	无需帮助（能准时服药，剂量准确）	2
	需要一些帮助［别人帮助备药和（或）提醒服药］	1
	没有帮助完全不能自己服药	0
你能去超过步行距离的地方吗	无需帮助	2
	需要一些帮助	1
	除非做特别安排，否则完全不能旅行	0

续表

生活能力	项目	分值
你能去购物吗	无需帮助	2
	需要一些帮助	1
	完全不能自己出去购物	0
你能自己理财吗	无需帮助	2
	需要一些帮助	1
	完全不能自己理财	0
你能打电话吗	无需帮助	2
	需要一些帮助	1
	完全不能自己打电话	0

注：此量表将生活能力分为 7 个方面，主要用于评定被测者的功能性日常生活能力。评定方法：通过与被测者、家属及护理人员交谈或被测者自填问卷，确定各项评分，计算总分值。评分标准：总分值的范围是 0~14 分，分值越高，提示被测者的功能性日常生活能力越高

四、辅 助 检 查

辅助检查可帮助判断老年人机体功能是否正常，是诊断老年疾病的重要依据。

（一）实验室检查

1. 常规检查

（1）血常规：老年人红细胞、血红蛋白、红细胞比容有所降低，老年期较成年期低 10%左右，但仍在成年人的正常范围内。成年的红细胞、血红蛋白有性别差异，到高龄时，性别差异消失。白细胞、血小板计数无增龄性变化。

（2）尿常规：老年人尿蛋白、尿胆原与成年人之间无明显差异。老年人糖尿病发生率较高。老年人泌尿系统的防御功能下降，尿中白细胞出现比例升高。尿沉渣中的白细胞>20 个/HP 才有病理意义。

（3）红细胞沉降率：在健康老年人中，红细胞沉降率变化范围很大。一般红细胞沉降率为30~40mm/h 无病理意义。如红细胞沉降率超过 65mm/h 应考虑感染、肿瘤及结缔组织病等。

2. 生化检查

（1）电解质：血清钾、血清钠、血清氯与成人比较无差异。但老年男性血清钙随年龄增长而降低，女性则升高。

（2）血脂：老年人应常规检查血脂。其中胆固醇、甘油三酯升高。

（3）血糖：空腹血糖随年龄增长而升高。而糖耐量则随年龄升高而下降。多数老年糖尿病患者以餐后血糖升高为主，而空腹血糖正常或正常高限。所以，为老年人检查血糖时，不仅要检查空腹血糖，还要检查餐后血糖。

3. 功能检查

（1）肝功能：老年人肝脏合成蛋白质的能力下降，导致血清白蛋白减少；肝脏合成酶的功能下降，导致其解毒功能减退，所以老年人易发生药物不良反应和肝功能损伤。

（2）肾功能：老年人肾功能随年龄增长而下降。其中，肾小球滤过率下降，导致血尿素氮（BUN）、血肌酐（Cr）升高，血尿酸升高不明显。肾小管产生氨的能力减退，处理酸碱能力下降，所以老年人易发生水、电解质和酸碱平衡紊乱。

（3）肺功能：老年人肺泡数目减少，肺组织弹性下降，导致肺不能有效扩张，从而造成肺通气不足。肺泡表面面积减少，肺泡灌注量下降，肺泡与气体交换能力下降。老年人动脉血氧分压低值为 70mmHg，低于此值为异常。动脉血二氧化碳分压（$PaCO_2$）、碳酸氢根离子（HCO_3^-）、pH 无增龄性变化。

（4）内分泌功能：①甲状腺功能，老年人甲状腺功能减退，基础代谢率（BMR）及 ^{131}I 摄取率下降；②性腺功能，女性绝经期后，雌激素水平下降，使其骨质丧失和动脉硬化的速度加快；③垂体功能，抗利尿激素分泌改变，易引起直立性低血压和体液平衡失调。

考点：老年人功能状态评估的内容及评估工具

（二）心电图检查

老年人的心电图有轻度非特异性改变：①P 波轻度平坦；②T 波变平；③P-R 间期延长；④ST-T 非特异性改变；⑤电轴左偏倾向和低电压。

第3节　老年人心理健康的评估

案例3-2

王奶奶，70 岁。近来经常出现无助和无望感，食欲明显减退，入睡困难，易早醒，认为自己一生事业无成，多次有自杀企图。经多家医院检查，结果显示无明显异常。

问题： 1. 王奶奶出现了什么心理问题？

2. 护理人员应该如何对王奶奶进行心理评估？

心理健康是反映老年人健康的一个重要方面，进入老年期后会出现许多人生大事，如退休、丧偶、经济状况改变、慢性病折磨、身体功能受限等，都会影响老年人的心理健康。如果不能适应这些变化，老年人就会出现焦虑、抑郁等心理问题，甚至可以出现老年心理疾病。

一、认知状态的评估

认知反映了个体的思维能力，是人们认识、理解、判断、推理事物的过程，并且通过个体的行为和语言表现出来。认知功能对老年人是否能够独立生活及保持良好生活质量起着重要的影响作用。老年人认知能力的评估包括思维能力、语言能力和定向能力三个方面。认知功能的筛选测试中常用来评定老年人认知状态的量表有简易智能量表和简易操作智力状态问卷。前者主要用于筛查有认知缺损的老年人，适合于社区和基层人群调查。后者用于评定老年人认知状态改变的前后比较。

二、情绪与情感的评估

情绪与情感直接反映人们的需求是否得到满足，是身心健康的重要标志。老年人可以出现多种情绪变化，焦虑和抑郁是最常见的也是最需要护理干预的情绪状态。

（一）焦虑

焦虑是人们预期将要发生危险或不良后果时所表现出的紧张、恐惧和担忧等综合性情绪。常用的评估方法有以下几种。

1. 交谈与观察　询问、观察老年人有无焦虑的症状。

2. 心理测验　常用心理测量量表来评估。常用评估焦虑的量表有汉密尔顿焦虑量表（表 3-3）、状态-物质焦虑问卷（表 3-4）、Zung 焦虑自评量表等。

表 3-3　汉密尔顿焦虑量表

项目	主要症状
1. 焦虑心境	担心、忧虑最坏的事情将要发生，容易激惹
2. 紧张	紧张感、易疲劳、不能放松、情绪反应、易哭、颤抖、感到不安
3. 害怕	害怕黑暗、陌生人、一人独处、动物、乘车或旅游、到公共场合
4. 失眠	难以入睡、易醒、睡眠浅、多梦、夜惊、醒后感觉疲倦
5. 认知功能	注意力不能集中、注意障碍、记忆力差
6. 抑郁心境	丧失兴趣、抑郁、对以往爱好缺乏快感
7. 躯体性焦虑（肌肉系统）	肌肉酸痛、活动不灵活、肌肉和肢体抽动、牙齿打颤、声音发抖
8. 躯体性焦虑（感觉系统）	视物模糊、发冷发热、软弱无力感、浑身刺痛
9. 心血管系统症状	心动过速、心悸、胸痛、血管搏动感、晕倒感、心搏脱漏
10. 呼吸系统症状	胸闷、窒息感、叹息、呼吸困难
11. 胃肠道症状	吞咽困难、嗳气、消化不良（进食后腹痛、腹胀、恶心、胃部饱胀感、肠鸣、腹泻、体重减轻、便秘）
12. 生殖泌尿系统症状	尿频、尿急、停经、性冷淡、早泄、阳痿
13. 自主神经系统症状	口干、潮红、苍白、易出汗、紧张性头痛、毛发竖起
14. 会谈时行为表现	（1）一般表现：紧张、不能松弛、忐忑不安、咬手指、紧握拳、面肌动、手发抖、皱眉、僵硬、肌张力高、叹息样呼吸、面色苍白 （2）生理表现：吞咽、打呃、安静时心率快、呼吸快、腱反射亢进、震颤、瞳孔放大、眼睑跳动、易出汗、眼球突出

注：1. 每项评分依据：0=无症状；1=轻度；2=中度，有症状，但不影响生活和劳动；3=重度，症状重，已影响生产和劳动，需进行处理；4=极重，症状极重，严重影响生活

2. 总分>29 为严重焦虑；总分>21 为明显焦虑；21>总分>14 为有焦虑；14>总分>7 为可能焦虑；<6 分没有焦虑

3. 因子分计算：精神性焦虑因子，第 1~6 项与第 14 项分数之和除以 7；躯体性焦虑因子分，7~13 项分数之和除以 7

表 3-4　状态-物质焦虑问卷

指导语：下面是人们常用来描述自己的陈述，请逐一阅读，然后选择适当的选项来表示你此时最恰当的感觉。回答没有对或错，对任何一个陈述不要花太多的时间去考虑，但所给回答应是你现在最恰当的感觉。

	完全没有	有些	中等程度	非常明显
*1. 我感到心情平静	①	②	③	④
*2. 我感到安全	①	②	③	④
3. 我是紧张的	①	②	③	④
4. 我感到被限制	①	②	③	④
*5. 我感到安逸	①	②	③	④
6. 我感到烦乱	①	②	③	④
7. 我现在正为可能发生的不幸而烦恼	①	②	③	④
*8. 我感到满意	①	②	③	④
9. 我感到害怕	①	②	③	④
*10. 我感到舒适	①	②	③	④
*11. 我有自信心	①	②	③	④
12. 我感到神经过敏	①	②	③	④
13. 我极度紧张不安	①	②	③	④

续表

	完全没有	有些	中等程度	非常明显
14. 我优柔寡断	①	②	③	④
*15. 我是轻松的	①	②	③	④
*16. 我感到心满意足	①	②	③	④
17. 我是烦恼的	①	②	③	④
18. 我感到慌乱	①	②	③	④
*19. 我感到镇定	①	②	③	④
*20. 我感到愉快	①	②	③	④

*项为反序记分

指导语：下面是人们常用来描述自己的陈述，请逐一阅读，然后选择适当的选项来表示你经常的感觉。回答没有对或错，对任何一个陈述不要花太多的时间去考虑，但所给回答应是你平常所感觉到的。

	几乎没有	有些	经常	总是如此
*21. 我感到愉快	①	②	③	④
22. 我感到神经过敏和不安	①	②	③	④
*23. 我感到自我满足	①	②	③	④
*24. 我希望像别人那样高兴	①	②	③	④
25. 我感到像个失败者	①	②	③	④
*26. 我感到宁静	①	②	③	④
*27. 我是平静、仪表和镇定自若的	①	②	③	④
28. 我感到困难成堆，无法克服	①	②	③	④
29. 我过分忧虑那些无关紧要的事情	①	②	③	④
*30. 我是高兴的	①	②	③	④
31. 我的思想处于混乱状态	①	②	③	④
32. 我缺乏自信	①	②	③	④
*33. 我感到安全	①	②	③	④
*34. 我容易做出决定	①	②	③	④
35. 我感到不太好	①	②	③	④
*36. 我是满足的	①	②	③	④
37. 一些不重要的想法缠绕并打扰我	①	②	③	④
38. 我很沮丧，无法摆脱	①	②	③	④
*39. 我是个镇定的人	①	②	③	④
40. 一想到当前的事情和利益，我就陷入紧张	①	②	③	④

*项为反序记分，即：①4分，②3分，③2分，④1分；无*为正序记分，即①1分，②2分，③3分，④4分。

注：1. 1～20项的得分相加计为状态焦虑总分（20～80分）；21～40项的得分相加计为特质焦虑总分（20～80分）

2. 分数越高，说明焦虑越严重

（二）抑郁

抑郁是个体失去某种其重视或追求的东西时所产生的情绪体验。抑郁的特点是情绪持久低落、兴趣缺乏、乐趣丧失，表现为失眠、悲哀、自责等。严重者可出现自杀行为。常用的评估方法有以下几种。

1. 交谈与观察　询问、观察，综合判断老年人有无抑郁情绪存在。

2．心理测验　常用的抑郁评估量表有汉密尔顿抑郁量表（表 3-5）和 Zung 抑郁自评量表（表 3-6）。

表 3-5　汉密尔顿抑郁量表

项目	主要表现	评分
1．抑郁情绪	①只在问到时才叙述；②自动叙述这种感情；③可察觉到有此感情；④患者言语和非语言表情动作完全表现为这种情绪	
2．罪恶感	①自责，感到连累他人；②有罪恶感，或反复思考以往的错误；③认为现在的疾病是一种惩罚，罪恶妄想；④罪恶妄想伴有指责或威胁性幻觉	
3．自杀	①感到活着无意义；②想死；③有自杀的念头；④有严重自杀行为	
4．入睡困难（初段失眠）	①主诉有入睡困难，上床半小时仍不能入睡；②主诉每晚均有入睡困难	
5．睡眠不深（中段失眠）	①叙述睡眠不安或不深，多梦；②晚间 12 时前曾醒来（排除上厕所）	
6．早醒（末段失眠）	①有早醒，比平时早醒 1 小时，但能重新入睡；②经常早醒，且早醒后无法重新入睡	
7．工作和兴趣	①对工作和爱好感到无能、疲劳和无力；②对爱好失去兴趣；③活动减少，工作效率下降；④因目前疾病停止工作	
8．迟钝（思维和言语缓慢，注意力难集中）	①交谈变缓慢；②交谈明显迟钝；③难于交谈；④完全呆滞	
9．焦虑（激越）	①检查时有些心神不定；②明显心神不定或小动作多；③不能静坐，检查中曾站起；④搓手、咬手指、捻头发、咬嘴唇	
10．精神性焦虑	①紧张；②为一些小事而着急；③表情和言语表现忧虑；④明显惊恐	
11．躯体性焦虑	①轻度；②中度，有肯定的上述症状；③重度：上述症状严重，影响生活或需要处理；④严重影响生活和活动	
12．胃肠道症状	①食欲减退，不需鼓励可进食；②进食需他人催促或请求和需要应用泻药或助消化药	
13．全身症状	①四肢、背部或颈部沉重感，背痛、头痛、肌肉疼痛，全身乏力或疲倦；②症状明显	
14．性症状（性欲减退，月经紊乱）	①轻度；②重度；③不能肯定；或该项对被评者不适合（不计入总分）	
15．疑病	①对身体过分关注；②反复考虑健康问题；③有疑病妄想；④伴幻觉的疑病妄想	
16．体重减轻	①患者叙述可能体重减轻；②肯定体重减轻；或按体重记录评定：①1 周内体重减轻＞0.5kg；②1 周内体重减轻＞1kg	
17．自知力	①自知有病，表现为抑郁；②自知有病，但归因于其他原因；③完全否认有病	
18．日夜变化	①轻度变化：晨 1 分、晚 1 分；②重度变化：晨 2 分、晚 2 分	
19．人格解体	①问及时叙述；②自然叙述；③有虚无妄想；④伴幻觉的虚无妄想	
20．偏执症状	①有猜疑；②有牵连观念；③有关系妄想或被害妄想；④伴有幻觉的关系妄想或被害妄想	
21．强迫症状	①问及时才叙述；②自发叙述	
22．能力减退感	①问及时才说出主观体检；②患者主动表示有能力减退感；③需鼓励、指导才能完成日常事务或个人卫生；④穿衣、梳洗、进食、铺床或个人卫生均需他人协助	
23．绝望感	①有时怀疑"情况是否会好转"，解释后能接受；②持续感到"没有希望"，解释后能接受；③对未来感到灰心、悲观和失望，解释后不能解除；④反复诉说"我的病好不了"诸如此类的情况	
24．自卑感	①仅在询问时有自卑感；②自动地诉说有自卑感；③主动诉说"我低人一等"，与评 2 分者是程度上的差别；④达到妄想程度，如"我是废物"或类似情况	

注：1. 大部分项目采用 0～4 分的 5 级评分法，少数项目采用 0～2 分的 3 级评分法。

评分标准：无症状计 0 分，症状符合①计 1 分，症状符合②计 2 分，症状符合③计 3 分，症状符合④计 4 分。

2. 总分能较好地反映被试者病情的严重程度，即病情越重总分越高，Davis JM 的划分标准为总分＞35 分，可能为严重抑郁；35＞总分＞20 分，可能为轻度或中度抑郁；总分＜8 分，则无抑郁

表 3-6 Zung 抑郁自评量表

	评定项目	没有	有时	经常	总是
1	我感到情绪沮丧、郁闷	1	2	3	4
2	我感到早晨心情最好	4	3	2	1
3	我要哭或想哭	1	2	3	4
4	我夜间睡眠不好	1	2	3	4
5	我吃饭像平时一样多	4	3	2	1
6	我与异性亲密接触时和以往一样感觉愉快	4	3	2	1
7	我感受到体重在减轻	1	2	3	4
8	我为便秘烦恼	1	2	3	4
9	我心跳比平时快	1	2	3	4
10	我无缘无故地感到疲乏	1	2	3	4
11	我的头脑像往常一样清楚	4	3	2	1
12	我做事情像平时一样不感到困难	4	3	2	1
13	我坐卧不安，难以保持平静	1	2	3	4
14	我对未来充满希望	4	3	2	1
15	我比平时更容易激怒	1	2	3	4
16	我觉得决定什么事都很容易	4	3	2	1
17	我觉得自己是个有用或不可缺少的人	4	3	2	1
18	我的生活过得很有意义	4	3	2	1
19	假如我死了别人会过得更好	1	2	3	4
20	我仍旧喜爱自己平时喜爱的东西	4	3	2	1

注：患者应根据过去一周内自身的情况作答，并按照表中分值计算出总分。将总分乘以 1.25 为最后得分。最后得分在 50 分以下为正常值，50～59 分提示轻度抑郁，60～69 分提示中度抑郁，70 分以上提示重度抑郁

三、压力与应对的评估

（一）概述

压力又称应激或紧张，是机体对内、外环境的刺激所做出的一种非特异性反应，是机体对刺激的反应性状态，而不是刺激本身。过强的压力可对机体造成损害。压力是如今危害健康的主要因素之一，许多研究显示，压力与疾病的发生有显著的相关性。

压力源又称应激源，是指使机体产生压力反应的所有刺激因素，包括生理性、心理性、环境性及社会文化因素等。

压力应对是指个体处理压力的认知和行为措施。个体应对压力的有效性受很多因素的影响，包括压力源的数量、强度、个体的性别、年龄、持续时间、文化、社会支持、职业、经济资源等。

进入老年期后，老年人的应激能力下降，各种应激事件增多，例如退休、社会角色的改变、丧偶、亲友去世、慢性疾病折磨、经济状况的改变等，这些压力源的刺激，加上不恰当的应对方式，将使老年人的身心健康受到威胁。

（二）评估方法

1. 交谈法 重点了解老年人面临的压力源、压力感知、压力应对方式及压力缓解情况。

2. 观察法 观察老年人的压力反应，例如有无失眠、头痛、疲乏、厌食、胃痛等生理反应；有无焦虑、恐惧等情绪反应；有无记忆力下降、思维迟钝等认知反应；有无逃避、依赖、酗酒、

自杀等行为反应。

3. 问卷评估　常用量表是住院患者压力评定表，用于测评住院患者在住院期间可能经历的压力。该量表专为住院患者设计，共收集 50 项住院患者压力因素，并用百分比表明各因素影响力大小，既可评估压力源，又可明确压力源的性质和影响力。

四、人格的评估

人格是指个体在适应社会生活的成长过程中，经遗传与环境交互作用形成的稳定而独特的身心结构。人的性格特点是人格的特征表现，某些性格特点常是许多疾病发生的基础。

（一）老年人人格的变化

老年人的人格与增龄无关，总体上是稳定连续的，由于老年人欲望和要求日趋减少，动机和精神逐渐减退，其性格变化有以下共同特点：以自我为中心、适应力下降、退缩、孤独内向、缺乏灵活性、办事谨小慎微、猜疑与妒忌心理等。

（二）评估方法

老年人人格评估的方法多用投射法和问卷法。评估时应结合老年人日常生活的行为状况、习惯、生活经历等资料进行综合评价。

第4节　老年人社会健康的评估

老年人社会健康的评估即对老年人的社会健康状况和社会功能进行评估。评估的具体内容包括角色功能、家庭状况、所处环境、文化背景等方面。评估的方法有交谈、观察、量表评定等，如果进行环境评估，还应进行实地观察、抽样检查等。

一、角色功能评估

评估老年人的角色功能，目的是明确老年人对角色的感知、对承担的角色是否满意、有无角色适应不良，以便及时干预，避免角色功能障碍对老年人生理和心理造成不良影响。

（一）角色的内涵

1. 角色又称社会角色，是社会对个体或群体在特定场合下职能的划分，代表了个体或群体在社会中的地位及社会期望表现出的符合其地位的行为。老年人一生中经历了多重角色的转变，从婴儿到青年、中年直到老年；从学生到走上工作岗位直到退休；从为人子女到父母直到祖父母等，适应对其角色功能起着相当重要的作用。

2. 角色功能是指从事正常角色活动的能力，包括正式的工作、社会活动、家务活动等。老年人由于老化及某些功能的退化，使这种能力下降。个体对老年角色的适应与性别、个性、文化程度、家庭背景、社会地位、经济状况等因素密切相关。

（二）角色功能的评估

老年人角色功能的评估主要可通过交谈和观察两种方法收集资料。

1. 交谈法　通过交谈了解老年人在家庭、单位或社会所承担的角色，对角色的感知与满意程度。交谈内容如"你从事什么职业及担任什么职务？""你觉得这些角色是否现实合理？""你是否感到角色任务过多、过重或不足？""是否感到期望的角色受挫？"等。

2. 观察法　主要观察有无角色适应不良的身心行为反应，如疲乏、头痛、心悸、焦虑、抑郁，忽略自己的疾病，对治疗护理的依从性差等。通过以上评估，可明确被评估者对角色的感知、对承担的角色是否满意、是否有角色适应不良。

二、家庭评估

家庭是建立在婚姻、血缘或收养关系基础上的，密切合作、共同生活的小型群体。老年人由于退休、疾病或其他情况，使家庭成为其主要或唯一的生活场所，故家庭生活环境成为影响老年人心理健康的重要因素。家庭评估的目的是了解老年人家庭对其健康的影响，以便制订有益于老年人疾病恢复和健康促进的护理措施。

（一）评估内容

家庭评估的内容包括家庭成员基本资料和家庭结构。家庭结构中包含家庭类型、家庭成员关系、家庭功能及家庭压力等方面的评估。

1. 家庭成员基本资料　主要包括老年人家庭成员的性别、年龄、职业、受教育程度及健康状况等。

2. 家庭结构

（1）家庭类型：可分为核心家庭、传统家庭、单亲家庭、重组家庭、丁克家庭等。我国以传统大家庭为主要结构形式，老年人在家庭中地位较高，精神较为充实。随着社会发展，核心家庭所占比例逐渐增大，家庭中人少力单使老年人感到孤独，不利于老年人的身心健康。

（2）家庭成员关系：指与配偶、子女及孙辈间的关系。传统家庭中成员较多，容易产生矛盾；核心家庭矛盾较少，但也会因赡养问题而引发矛盾。良好的家庭关系有益于老年人健康的促进。

（3）家庭功能：主要是满足家庭成员和社会的需求。通常家庭功能越健全，老年人的健康状况越易被维护。

（4）家庭压力：在家庭中发生的重大生活变化，如家人患病、伤残或死亡等都是家庭压力源，都会扰乱家庭的正常生活。

（二）评估方法

家庭评估可采用问询和问卷评估的方式进行。对家庭成员基本资料、家庭类型、家庭成员的关系等用问询的方式采集。对家庭功能采用问卷或量表评估。常用评估表是 APGAR 家庭功能评估表（表3-7），包括家庭功能的 5 个主要部分：适应度 A（adaptation）、合作度 P（partnership）、成长度 G（growth）、情感度 A（affection）和亲密度 R（resolve）。

表 3-7　APGAR 家庭功能评估表

项目	经常	有时	很少
1. 当我遭遇困难时，可以从家人处得到满意的帮助 补充说明：			
2. 我很满意家人与我讨论各种事情及分担问题的方式 补充说明：			
3. 当我希望从事新的活动或发展时，家人都能接受且给予支持 补充说明：			
4. 我很满意家人对我表达情感的方式及对我愤怒、悲伤、爱等情绪的反应 补充说明：			
5. 我很满意家人与我共度时光的方式 补充说明：			

注：此量表将家庭功能分为5个方面。评定方法："经常"得2分，"有时"得1分，"很少"得"0"分。计算总分值。
评分标准：总分在7~10分为家庭功能无障碍，4~6分为家庭功能中度障碍，0~3分为重度家庭功能不足

三、环境评估

老年人的健康依赖于健康的生活环境，若环境变化超过老年人的调节范围和适应能力，就会引起疾病。

（一）物理环境

物理环境是指一切存在于机体外环境的物理因素的总和，包括空间、声音、温度、湿度、采光、通风、气味、整洁、室内装饰布局及各种与安全有关的因素，如大气污染等。居住的环境是老年人的生活场所，是学习、社交、娱乐、休息的地方，评估时居家安全环境因素是评估的重点（表3-8）。

表 3-8　老年人居家环境安全评估要素表

项目	评估要素
1. 一般居室	
光线	光线是否充足
温度	是否适宜
地面	是否平整、干燥、无障碍物
地毯	是否平整、不滑动
家具	放置是否稳固、固定有序，有无障碍通道
床	高度是否在老年人膝盖下，与其小腿长度基本相等
电线	安置如何，是否远离火源
取暖设备	安置是否妥当
电话	紧急电话号码是否放在易见、易取的地方
2. 厨房	
地板	有无防滑措施
燃气	"开""关"的按钮标识是否醒目
3. 浴室	
门	门锁是否内、外均可打开
地板	有无防滑措施
便器	高低是否合适，有无设扶手
浴盆	高度是否合适，盆底是否垫防滑胶垫
4. 楼梯	
光线	光线是否充足
台阶	是否平整无破损，高度是否合适，台阶之间色彩差异是否明显
扶手	有无扶手

（二）社会环境

社会是个庞大的系统，包括制度、法律、经济、文化、教育、职业、生活方式、社会关系、社会支持等诸多方面。现概要介绍经济状况、生活方式、社会关系和社会支持这几个方面。

1. 经济状况　社会环境因素中经济状况是健康的物质基础。因此，在社会环境因素中，经济对老年人的健康影响较大。评估时可通过询问以下问题来了解被评估者的经济状况，如"家庭经济来源有哪些？是否有失业、待业人员？所在单位工资福利如何？你觉得收入够用吗？医疗费用支付的形式是什么？有何困难？"

2. 生活方式 涵盖广泛，包括人们的衣、食、住、行、活动、工作、休闲娱乐等物质生活和精神生活的价值观、道德观、审美观及相应内容。不同地区、民族、职业、社会阶层的人生活方式也不同，生活方式也与个人喜好和习惯有关。评估时，可通过交谈和观察来了解被评估者的饮食、睡眠、活动、娱乐等方面的习惯与爱好，以及有无吸烟、酗酒等不良嗜好。

3. 社会关系和社会支持 个体的社会关系网越健全，人际关系越亲密融洽，越容易得到所需要的信息、情感及物质方面的支持。可通过交谈、观察及评估量表来评估个体是否有支持性的社会关系网络，如家庭关系是否稳定、家庭成员及同事是否能提供被评估者所需的支持与帮助。

四、文 化 评 估

个体在发展和演变中会形成各自不同的文化。文化对个体健康会产生积极或消极的影响。否认文化差异会导致一系列诊断治疗和护理问题。护理人员通过对老年人进行文化评估，有助于找到老年人在健康观念、求医方法、治疗方法偏好上的差异，以制定适应性护理策略。

老年人文化评估的内容与成年人相同，包括价值观、信念与信仰、习俗等。

（一）价值观的评估

价值观存在于潜意识中，不能直接观察，也很难言表，评估比较困难。护理人员可以通过询问："您属于哪一个民族？您信奉的做人原则是什么？行为准则是什么？患病以后，您以上的价值观念有无改变？有哪些改变？"等问题来了解老年人的价值观。

（二）健康信念的评估

目前常用的方法为 Kleinman 的健康信念评估模式。该模式主要通过询问问题，了解评估对象对自身健康问题的认识，如"对您来说健康是什么？不健康又是什么？您何时、怎样发现您有健康问题的？您认为该接受何种治疗？您希望通过治疗达到哪些效果？"等。

（三）习俗的评估

习俗的评估主要评估饮食习惯和语言沟通。可通过交谈法了解老年人饮食习惯和沟通方式，如："您平常喜欢吃哪些食物？采用的烹调方式有哪些？每日进几餐？您喜欢的称谓是什么？有哪些语言禁忌？"等。

第5节 老年人生活质量的评估

一、生活质量的内涵

世界卫生组织定义：生活质量是指不同文化和价值体系中的个体对他们的生存目标、期望、标准以及所关心的事情相关的生存状况的感受，包括个体生理、心理、社会功能及物质状态 4 个方面。

中国老年医学会定义：老年人的生活质量是指老年人群身体、精神、家庭和社会生活满意的程度和老年人对生活的全面评价。

二、生活质量的综合评估

生活质量可以采用生活满意度量表、幸福度量表及老年人生活质量评定表进行评估。

1. 生活满意度评估 生活满意度是指个人对生活总的观点及现在实际情况与希望之间、与他人之间的差距。生活满意度指数用来测量老年人心情、兴趣、心理、生理主观完美状态评估的一致性。常用的量表是生活满意度指数（LSI），它从对生活的兴趣、决心和毅力、知足感、自我概念、情绪等方面进行评估，通过 20 个问题反映生活的满意程度（表 3-9）。

表 3-9　生活满意度指数 A 量表（LSIA）

提示：下面的一些陈述涉及人们对生活的不同感受。请阅读下列陈述，如果你同意该观点，就请在"同意"之下画"√"；如果不同意该观点，请在"不同意"之下画"√"；如果无法肯定是否同意，则在"？"之下画"√"。请务必回答每一道题。

项目	同意	不同意	？
1. 当我老了以后发现事情似乎要比原先想象得好			
2. 与我所认识的多数人相比，我更好地把握了生活中的机遇			
*3. 现在是我一生中最沉闷的时期			
4. 我现在和年轻时一样幸福			
*5. 我的生活原本应该是更好的时光			
6. 现在是我一生中最美好的时光			
*7. 我所做的事情多半是令人厌烦和单调乏味的			
8. 我估计最近能遇到一些有趣的令人愉快的事			
9. 我现在做的事和以前做的事一样有趣			
*10. 我感到老了、有些累了			
11. 我感到自己确实上了年纪，但我并不为此而烦恼			
12. 回首往事，我相当满足			
13. 即使能改变自己的过去，我也不愿有所改变			
*14. 与其他同龄人相比，我曾做出较多的愚蠢的决定			
15. 与其他同龄人相比，我外表较年轻			
16. 我已经为一个月甚至一年后该做的事制订了计划			
*17. 回首往事，我有许多想得到的东西均未得到			
18. 与其他人相比，我惨遭失败的次数太多了			
19. 我在生活中得到了相当多我所期望的东西			
*20. 不管人们怎样说，许多普通人是越过越糟，而不是越过越好			

注：评定方法，"同意"得 2 分，"？"得 1 分，"不同意"得 0 分。有"*"为反序计分项目。评分标准：得分越高，生活满意度越高

2. 主观幸福感的评估　主观幸福感是反映某一社会中个体生活质量的重要心理学参数，包括认知和情感两个基本成分。Kozma 于 1980 年制定的纽芬兰纪念大学幸福度量表（MUNSH），作为老年人精神卫生状况的间接指标，已经成为老年人精神卫生测定和研究的有效工具之一。

3. 老年人生活质量的综合问卷　老年人的生活质量不能单纯从躯体、心理、社会功能等方面获得，评估时最好以老年人的体验为基础进行评价，即不仅要评定受试者生活的客观状态，同时还要注意其主观评价。常用的适合老年人群生活质量评估的量表有老年人生活质量评定表。

△ 小　结

老年人的健康评估包括老年人躯体健康的评估、老年人心理健康的评估、老年人社会健康的评估、老年人健康评估的常见问题及注意事项，以及老年人生活质量的综合评估等五个方面。通

过健康史采集、身体状况评估及功能状态的评估等进行躯体健康的评估，从人格的评估、认知状态评估、情绪与情感的评估及压力与应对的评估四个方面进行心理健康评估。老年人社会健康的评估包括角色功能评估、家庭评估、环境评估及文化评估。对老年人进行健康评估时要注意评估时的常见问题及注意事项。老年人生活质量的综合评估内容包括自身基本情况和周围人群的生活形态，生活质量的测评可以采用量表进行评估。

自测题

选择题

A_1/A_2型题

1. 下列不属于老年人生命体征特点的是（　　）

　A. 老年人基础体温比青年人高

　B. 老年人脉率接近正常成年人

　C. 老年人血压增高

　D. 呼吸次数比正常成人稍增多

　E. 老年人基础体温比青年人低

2. 下列不属于老年人健康史评估内容的是（　　）

　A. 现病史　　　　　B. 家族史

　C. 外伤史　　　　　D. 有无过敏史

　E. 有无心脑血管疾病的危险因素

3. 老年人躯体健康的评估不包括（　　）

　A. 健康史的采集　　B. 身体评估

　C. 功能状态的评估　D. 社会功能的评估

　E. 辅助检查

4. 老年人午后体温比清晨高多少以上，视为发热（　　）

　A. 1℃　　　　　　B. 2℃

　C. 3℃　　　　　　D. 4℃

　E. 5℃

5. 对老年人生命体征描述正确的是（　　）

　A. 老年人在感染时常有发热的表现

　B. 老年人常见高血压，直立性低血压则少见

　C. 检查时应测卧位血压和直立位血压

　D. 测量老年人脉搏时间15秒即可

　E. 老年人基础体温较成年人高

6. 属于高级日常生活能力的是（　　）

　A. 整理家务　　　　B. 处理钱财

　C. 吃饭穿衣　　　　D. 参加社交

　E. 服用药物

7. 老年人生命体征改变正确的是（　　）

　A. 老年人基础体温较成年人高

　B. 老年人脉搏较成年人快

　C. 老年人呼吸较成年人慢

　D. 老年人血压较成年人低

　E. 老年人易出现直立性低血压

8. 对老年人进行健康评估时，下列注意事项不正确的是（　　）

　A. 应注意调节室内温度，一般要求室温在22～24℃

　B. 不能一次进行较长时间，以避免老年人疲乏

　C. 体检必须准备特殊检查床进行检查

　D. 体检时注意刺激应当适当，不要损伤老年人

　E. 应当让老年人有充足的时间回忆过去发生的事

9. 下列不属于社会环境因素的是（　　）

　A. 经济　　　　　　B. 生活方式

　C. 社会制度　　　　D. 娱乐文化

　E. 人际关系

10. APGAR家庭功能评估表包括家庭功能的（　　）

　A. 合作度　　　　　B. 适应度

　C. 成长度　　　　　D. 情感度和亲密度

　E. 以上均包括

11. 对老年人进行评估时，室内温度最好保持在（　　）

　A. 16～18℃　　　　B. 18～20℃

　C. 20～22℃　　　　D. 22～24℃

E. 24～26℃

12. 角色评估的内容主要包括（　　）

A. 个体和文化背景

B. 个体有无角色适应不良

C. 个体所承担的角色恰当否

D. 角色改变对人际关系的影响

E. 以上均是

13. 社会环境中对老年人的健康及患者角色适应影响最大的因素是（　　）

A. 经济　　　　　B. 生活方式

C. 社会关系　　　D. 文化

E. 教育

A₃/A₄ 型题

14. 王爷爷，70 岁。近 1 个月来感到不明原因紧张不安、心烦意乱、失眠、注意力难以集中，脾气暴躁，容易与他人发生冲突。其评估可使用（　　）

A. 汉密尔顿焦虑量表

B. 汉密尔顿抑郁量表

C. Barthel 指数评定表

D. Pfeffer 功能活动问卷

E. 家庭环境量表

15. 王奶奶，65 岁。经常出现无助和无望感，食欲明显减退，入睡困难，易早醒，认为自己一生事业无成，多次抱有自杀企图，经多家医院检查，结果无明显异常。评估时主要的工具是（　　）

A. Lawton 功能性日常生活能力量表

B. 汉密尔顿抑郁量表

C. 汉密尔顿焦虑量表

D. APGAR 家庭功能评估表

E. Katz 日常生活功能指数评价表

16. 男性患者，70 岁。10 年来反复咳嗽，咳白色泡沫痰。3 天前咳嗽加重，并咳黄色脓痰，故入院治疗。询问患者健康史不包括下列哪一项（　　）

A. 主诉　　　　　B. 现病史

C. 婚姻生育史　　D. 家族史

E. 体温

17. 男性患者，75 岁。曾有咳嗽、咳痰 10 年，呼吸困难逐渐加重 5 年病史。近两周来发热，咳黄痰。入院后护理人员对其进行生命体征评估时，不包括（　　）

A. 体温　　　　　B. 脉搏

C. 体重　　　　　D. 血压

E. 呼吸

18. 女性患者，70 岁。近来经常出现无助和无望感，食欲逐渐减退，入睡困难，认为自己一生事业无成，护理人员若对其进行心理评估，需评估（　　）

A. 情绪与情感的评估

B. 角色功能评估

C. 家庭评估

D. 功能状态的评估

E. 环境评估

19. 女性患者，75 岁。因咳嗽、咳痰 10 年，咯血两天入院，护士若对其进行躯体健康评估，不包括（　　）

A. 健康史的采集　B. 功能状态评估

C. 生命体征评估　D. 角色功能评估

E. 胸部评估

（李长惠　班玉滕）

第4章　老年人常见心理问题与精神障碍的护理

进入老年期，人体的各种生理功能逐渐衰退，机体对复杂变化的应激能力和挫折的承受能力均明显降低，老年人面对日趋临近的疾病和死亡，以及离退休、"空巢"、丧偶、好友丧亡等生活事件，常产生焦虑、恐惧、无助、悲观、抑郁等复杂的心理变化。这些心理变化直接影响其老化过程、健康状况、老年病的防治和预后，最终影响老年人的生活和生命质量。所以，正确评估老年人的心理和精神状况，采取有针对性的护理措施，维护和促进老年人的心理健康显得十分重要。

第1节　老年人的心理特点及影响因素

一、老年人的心理特点

人的心理活动包括心理过程和人格两部分。心理过程包括感知、记忆、思维、情绪情感、意志等。老年人的心理特点主要表现在以下几个方面。

（一）感知特点

感知是心理过程的初始阶段，是最简单的心理活动。老年人由于感觉器官老化、功能衰退，导致视、听、嗅、味等感觉功能逐渐下降，引起反应迟钝、行为迟缓、注意力不集中、易跌倒等表现，容易使老年人产生自卑、沮丧、孤独、冷漠、猜疑等心理，与周边环境产生隔绝感。有些老年人却耳聪目明、思维敏捷，其原因除了有遗传等因素的影响外，主要得益于后天的学习、锻炼和保养。

（二）记忆特点

记忆是指一个人感知或经历过的事物的印象在脑内的识记、保持及恢复的一种心理过程。老年人记忆力随年龄的增长而减退。老年人的记忆特点：①随着年龄增长，记忆能力下降，记忆速度变慢；②有意记忆为主，无意记忆为辅；③意义识记尚好，无意义的机械识记较差；④再识能力尚好，回忆能力较差；⑤远事记忆尚好，近事记忆较差。此外，老年记忆减退存在个体差异，出现有早有晚，速度有快有慢，程度有轻有重。因此，如果老年人注意自我保健，坚持适当的脑力锻炼和记忆训练，可以延缓记忆衰退。

（三）思维特点

思维是人类认识过程的最高形式，是一种最复杂的心理过程。思维的衰退一般出现较晚。老年人因为感知、记忆能力的减退，导致其概念形成、逻辑推理、解决问题的能力均有所减退，思维的敏捷性、流畅性、创造性下降尤为明显。应鼓励老年人加强身心保健，多参加娱乐活动、益智活动，延缓思维的衰退。

（四）情绪特点

老年人的情绪因生活环境、经济状况、文化素质、自我评价、社会地位变化等的不同而存在较大的差异。人在老化过程中，情绪相对稳定，老年人能较理智地控制自己的情感，但负性情绪产生后往往较难改变，多与疾病、生活事件有关。老年人应保持乐观的情绪和积极的态度，正确认识老化，树立科学的生死观。

（五）智力特点

老年人神经系统变化主要是脑组织逐渐萎缩，从而引起老年人智力降低。主要表现在操作智力有明显的衰退，但语言智力的衰退不明显，尤其在分析、综合、归纳、概括、判断及推理方面的能力，会因生活的磨砺和经验而显得比青年人运用表现得更好。由此可见，老年人智力发展表现不平衡，具有多维性和多向性特点，有很大的可塑性，可通过不断地学习、训练，发挥智力的可塑性，延缓智力的衰退。

（六）人格特点

人格指个体在遗传与社会环境交互作用、发展的适应过程中形成的独立的个体倾向性和比较稳定的个性心理特征的总和。包括能力、性格、气质、兴趣、需要、动机、价值观等。很多研究表明，老年期个体的人格总体稳定。但由于人体老化使生理功能逐渐衰退，疾病、丧偶等导致的负性情绪困扰着老年人的生活，老年人面临着对社会生活的重新再适应。在此过程中，老年期人格也会发生相应变化，如因对健康与经济的过分关注与担心产生的焦虑与不安；因各种能力下降产生的因循守旧；因社会交往减少而产生的孤独感；因不能正视现状而产生的怀旧与牢骚等。老年人需要不断完善自己的人格，保持与社会的良性互动。

美国心理学家 Neugarten 和他的同事通过对 2000 多名 70～90 岁的老年人进行长达 15 年的追踪研究，把老年人的人格适应模式分为以下四种类型。

1. 整合良好型　大多数老年人属于此型。特点：成熟，能正视新的生活，有高度的生活满意感，有良好的认知和自我评价能力。根据个体的角色特点，又分为三个亚型。

（1）重组型：此型老年人退而不休，继续广泛参加各种社会活动。

（2）中心型：此型老年人会在一定范围内选择参加一些比较适合自己的社会活动。

（3）离退型：此型老年人人格整合良好，离退休后表现出活动低水平，对离退休生活满意，满足于悠闲自在。

2. 防御型　此型老年人否认衰老，雄心不减当年，刻意追求目标。此型又分为两个亚型。

（1）坚持型：此型老年人继续努力工作，保持高水平的活动，坚持活到老、干到老，乐在其中。

（2）收缩型：为保持自己的外形体态，热衷于饮食、运动和保养。

3. 被动依赖型　分为两个亚型。

（1）寻求援助型：此型老年人迫切需要得到他人的帮助，寻求外界的援助，帮助自己适应老年生活。

（2）冷漠型：此型老年人与外界缺乏联系，对周围事物不感兴趣，生活闭锁，几乎不参加任何社会活动。

4. 整合不良型　此型老年人有明显的心理障碍，不善于调控情绪，生活满意度低，需要家庭、社会的照顾和帮助才能生活。

二、老年人心理变化的影响因素

（一）各种生理功能减退

随着老年人年龄的增长，各种生理功能，如感知功能、运动功能、神经系统功能明显减退，尤其是脑细胞逐渐发生萎缩并减少，神经递质逐渐减少，导致反应迟钝、记忆力减退、行动迟缓、注意力不集中、精神活动减弱，这些正常的衰老变化使老年人难免有"力不从心"的感受，悲观、失落、孤独、抑郁的不良情绪随之而来。但人体的衰老有个体差异，因此，生理功能的减退不是直接导致老年人心理变化的主要原因。

（二）社会角色的变化

离退休后，老年人的社会地位、社会角色、社会关系发生了变化，一些老年人难以适应，产生空虚、孤独、失落、无用的感觉和抑郁、烦躁、沮丧等心理，这些不良心理又会加速身体的老化。

（三）家庭人际关系和经济状况的改变

离、退休后，老年人主要活动场所由工作单位转向家庭。家庭成员之间的关系，对老年人影响很大，如子女对老年人的态度、代际冲突、老年夫妻的关系等均会对老年人的心理造成影响。退休后经济收入减少，不但使老年人产生失落感，也常使老年人焦虑不安。

（四）丧偶

丧偶是老年人重大的精神刺激。我国自古有"少年夫妻老来伴"之说，伴侣是老年人生活和精神的依恋。丧偶后极度的悲哀，会对老年人的身心健康造成较严重的损害。

（五）疾病

老年人是慢性病的高发人群，疾病会对老年人的心理状态直接或间接地产生影响。如缺血性脑血管疾病，导致脑组织供血不足，引起脑功能减退，记忆力下降加重，晚期甚至会引发老年期痴呆，直接影响老年人的心理状态。还有些疾病，使老年人长期卧床，生活不能自理，产生悲观、绝望、抑郁等心理反应。

（六）文化和信仰

由于文化水平、信仰等不同，老年人在社会、心理需求和价值观等方面存在较大差异。一般来说，文化程度较高的老年人对生活质量的期望值较高，面对各种应激事件容易受挫，进而产生消极情绪，对身心健康极为不利。

第2节　老年人心理健康的维护与促进

一、老年人心理健康

（一）心理健康的概念

第三届国际心理卫生大会将心理健康（mental health）定义为：所谓心理健康，是指在身体、智能及情感上与他人的心理健康不相矛盾的范围内，将个人心境发展成最佳状态。基于以上定义，心理健康包括两层含义：①与绝大多数人相比，其心理功能正常，无心理疾病；②能积极调整自己的心理状态，顺应环境变化，充分发挥自己的能力，完善自我，过有效率的生活。心理健康不仅指没有心理疾病，还意味着个人的良好适应和充分发展。

（二）老年人心理健康的标准

国内外尚没有统一的心理健康的标准，综合国内外心理学专家对老年人心理健康标准的研究观点，大致可概括如下。

1. 认知正常　是人正常生活所具备的最基本的心理条件，是心理健康的首要标准。老年人认知正常主要体现在：感知觉正常，判断事物基本准确；思路清晰，回答问题时条理清晰；想象力丰富，并善于用想象力为自己设计一个愉快的目标；具有一定的学习能力，能不断地适应新的生活方式。

2. 情绪健康　愉快而稳定的情绪是情绪健康的重要标志。情绪健康体现为：情感反应适度，能适当地表达和控制自己的情绪，积极的情绪多于消极的情绪。情绪健康的老年人能保持乐观开朗，知足享乐，随遇而安，能适度宣泄不愉快的情绪，并通过正确评价自身及客观事物而较快地稳定情绪。

3. 意志坚强　办事有始有终，不冲动冒进，对决定的事情态度坚定。面对精神刺激或压力有较强的承受能力，能经受得住各种精神打击。

4. 关系融洽　融洽和谐的人际关系表现为：乐于与人交往，能与家人保持情感上的融洽并得到家人的理解和尊重；有知心的朋友，在交往中保持独立而完整的人格；有自知之明，不卑不亢，能客观评价他人，宽以待人，友好相处，既乐于帮助他人，也接受他人的帮助。

5. 适应环境　老年人退休后，有大量的空闲时间，如适应不良，容易产生抑郁和焦虑情绪。如能以积极的态度与外界保持接触，既可以对社会现状有较清晰的正确认识，又可以丰富自己的精神生活，及时调整自己的行为，从而更好地适应环境。

6. 人格健全　个体的能力、兴趣、需要、性格与气质等人格心理特征必须是和谐统一的。认识自我、悦纳自我，是人格健全的主要表现。在了解自己的基础上，能客观分析自己的能力，适度地发挥自己的才能与兴趣特长，体验成功感和满足感。另外，个人的基本需要应得到一定程度的满足，在此前提下，个人的愉快感和幸福感才能得到满足。

7. 行为正常　行为符合自己的身份和角色，与多数同龄人相一致，能正常生活、学习、活动、交往。

对于老年人的心理健康状况，要从动态的、发展的角度进行分析，切忌由于某项标准的轻微或短暂不符就判定老年人心理不健康，从而带来负面效应。

二、维护与促进老年人心理健康的原则与措施

（一）维护与促进老年人心理健康的原则

1. 适应原则　心理健康强调人与环境的和谐统一。人与环境能否达到动态的统一，不仅依靠个体对环境的有效顺应、妥协，更有赖于个体对环境的积极、主动、创造性的适应和改造。因此，应指导老年人学会面对环境变化，学会面对不良刺激并设法减轻其对身心的影响；学会协调各种人际关系，发挥自己的潜能，维护和促进心理健康。

2. 整体原则　人是身心统一的整体，身心相互作用，相互影响。老年人应通过积极的体育锻炼、卫生保健、合理膳食，以及健康的生活方式，来增强体质，维护生理功能，促进心理健康。

3. 系统原则　人是一个开放系统，受所处自然环境和社会环境的影响。要维护人的心理健康，需关注家庭、群体、社区、社会对个体的影响。为了促进老年人的心理健康，创建良好的家庭或社会心理卫生氛围很重要。只有从自然、社会、文化、道德、人际关系等多方面、多角度、多层次去考虑和关注，才能达到人体系统内外的协调与平衡。

4. 发展原则　人的心理健康是一个动态的过程，应充分考虑到人的心理在不同年龄阶段、不同时期、不同身体状况和不同环境中的可变性和可塑性。所以，在心理评估时，不仅要了解老年人现有的心理健康水平，还要重视他们过去的经历，以发展的观点动态地把握和促进其心理健康。

（二）维护与促进老年人心理健康的措施

1. 帮助老年人正确认识衰老、健康和死亡

（1）树立正确的衰老观：年老并不等于无为无用。衰老是生命的必然过程，没有人可以长生不老，但如果总处于"人至老年、生命垂暮"的心理状态，就会加速心理及生理的衰老。如在思想上有所准备，能够正确对待衰老，认识生命的意义，就会焕发生命活力，有利于健康。老年人应意识到岁月不饶人，不能过于逞强，也不应贬低自己的能力和价值。虽然社会和家庭不再依靠老年人来支撑，但老年人阅历丰富、知识广博，可以为社会继续发挥余热，实现"老有所为"，使老年人获得心理上的平衡和满足。

（2）树立正确的健康观：老年人是疾病高发人群，并容易对自己的健康状况持消极评价。有些老年人不能客观地看待自己的健康状况，对疾病和不适过度担心，出现焦虑烦躁、悲观失望等心理，这种精神状态会加重疾病和躯体不适。也有些老年人对疾病和不适不够重视，耽误诊疗，影响康复和愈后。老年人只有正确对待疾病，才能采取适当的求医行为，以积极的态度与疾病抗争，促进病情的好转和康复。

（3）树立科学的生死观：哲学家和心理学家将死亡理解为生命的一个自然阶段，死亡只是生命有机体的自然变化，其本身并没有什么可怕之处。有些人，一到晚年或身患重病时，便会陷入"死亡恐惧"的旋涡，愁绪满怀，忧心忡忡，进而自暴自弃，消极悲观，严重影响身心健康和生活质量。只有树立科学的生死观，克服对死亡的恐惧，才能坦然面对将来生命的终结，也才能更加珍惜生命，提高生活质量和幸福感。

2. 帮助老年人树立"老有所为""老有所乐"的观念

（1）帮助老年人正确看待离退休问题，树立"老有所为"的观念：人到一定的年龄从工作岗位上退下来，这是一个自然的、必然的过程。为避免离退休后心理失去平衡，突然觉得无所事事，精神空虚，产生失落感和孤独感，应在退休前做好心理准备。退休后，老年人应积极参加社会活动，做些力所能及的工作，继续发挥余热，实现"老有所为"，这不仅有利于社会，而且有益于健康。同时，要培养新的兴趣，转移离退休后孤独、忧郁、失落的情绪，避免离退休综合征的发生。

（2）帮助老年人保持乐观、豁达的心态，实现"老有所乐"：情绪波动对人的身体健康有很大的影响。马克思说过："一种美好的心情，比十副良药更能解除生理的疲惫和痛苦。"快乐与豁达是一种宝贵的健康资源，当情绪稳定、处事乐观、心情愉悦时，大脑中枢神经会持续分泌一种叫做"β-内啡肽"的激素，这种激素能提高机体免疫力，利于延年益寿。所以老年人应保持乐观的情绪，保持一定的好奇心，对新事物保有兴趣和乐于接受，保持积极进取的人生态度，进而提高生活质量，提升人生价值。

3. 鼓励老年人"老有所学"　研究表明，老年人的视、听、嗅、味等感觉器官能经常获得适当的刺激，可增进感知觉功能，提高记忆力、想象力、思维力等认知能力，减少老年期痴呆的发生。树立终身学习理念，老年人要科学用脑，丰富精神生活，延缓大脑衰老。可通过上老年大学、参加社区活动等，鼓励老年人根据自身条件和兴趣参加学习和文化活动，如绘画、书法、音乐、舞蹈、园艺、健身操等，学习老年常见病的防治和保健知识，了解老化带来的生理和心理的变化及适应方法，从而实现自我保健。鼓励老年人主动获取信息，关心国内外大事，拓展视野，更新观念，紧跟时代步伐，活到老学到老。

4. 指导老年人建立良好的家庭关系　健康从家庭开始，家庭是老年人生活的主要场所，老年人的心理状态和家庭关系、家庭氛围息息相关。亲情给人温馨和快乐，最能表达人性之美。为了建立良好的家庭关系，首先，老年人要以宽容大度的胸怀处理与晚辈的关系，不倚老卖老、不把个人观点强加于人；其次，晚辈应该理解老年人的心理状态，体谅他们各种能力的衰退及当前的处境与心情，更多地给予关怀和照顾，让他们享受天伦之乐，安度晚年；最后，良好的夫妻关系有助于老年人保持心情舒畅，有利于双方的健康监护，老年夫妻间要注重感情交流，要相互关心和照顾。家庭要为老年人的衣、食、住、行、学、乐等创造条件，为老年人提供必要的经济和物质帮助，让老年人感到老有所养、老有所依。总而言之，家庭关系和睦，家庭成员相亲相爱、相互尊重和理解，有利于老年人的健康长寿；相反，家庭不和、关系紧张，则对老年人的身心健康十分不利。

5. 指导老年人日常生活中的心理保健

（1）培养一些兴趣爱好：有些老年人，对事物的兴趣越来越淡，爱好越来越少，渐渐地就产生了"活着无意义"的悲观情绪。怎样把闲淡的生活时间安排得饶有趣味，充实多姿，对维护老年人的心理健康至关重要。老年人要根据自己的情况，有意识地培养一两项兴趣爱好，如绘画、养鸟、摄影、园艺、烹调、旅游、钓鱼等。兴趣爱好既可以开阔视野、丰富生活、扩大知识面、激发对生活的乐趣、有效地摆脱孤独和抑郁等不良情绪，又可以协调和平衡各系统、各器官的功能，对延缓衰老和促进身心健康起到积极作用。

（2）培养良好的生活习惯：据统计，严重危害老年人健康的心血管疾病、脑血管疾病和恶性肿瘤中，50%以上的发病与不良的生活方式和行为习惯相关。良好的生活习惯有利于老年人的心理健康。老年人应力求做到起居有常、饮食有节、戒烟限酒、修饰外表、美化环境，多参与社会活动，扩大人际交往，多接触大自然，这些都有助于振奋精神，克服消极心理。

（3）坚持适量运动：生命在于运动，实践证明，老年人经常参加适度的体育运动，能增强体质，克服或延缓增龄所带来的器官功能衰退，并增加老年人的生活乐趣，减轻老年人孤独、抑郁和失落的情绪。老年人可根据自己的体能和兴趣，有选择地进行运动。运动包括体力运动和脑力运动，如慢跑、游泳打球、爬山、打太极拳、下棋、打牌等。用进废退，适当进行脑力运动能延缓大脑功能的衰退。

6. 建立良好的社会支持系统

（1）树立尊老、敬老的社会风尚：尊老敬老是中华民族的传统美德，也是维护老年人心理健康的良好社会心理环境。为促进健康老龄化的实现，促进社会的文明、和谐与稳定，应加强宣传教育，在全社会营造尊老敬老的良好风尚。

（2）维护老年人的合法权益：应加强《中华人民共和国老年人权益保障法》的宣传，并不断加以完善。应加强对老龄问题的调查研究，为完善立法提供依据，为增强老年人安全感、解除后顾之忧、安度晚年提供法律保障。

（3）发展老年人服务事业：为方便老年人的生活和保健需要，改造不适应人口老龄化的住宅、社区、环境，提供适应老年人的衣、住、行、用、文等消费品，建立高服务水平的老年公寓、老年人社区护理站、医养结合机构等，完善老年人的社会保险制度，改善老年人综合福利的设施。

第3节　老年人常见心理问题与精神障碍的护理

当进入老年期之后，随着生理、心理和社会角色的变化，老年人常出现一些不同程度的心理问题和精神障碍，本节就常见心理问题和精神障碍及其护理进行阐述。

一、老年人常见心理问题与护理

案例 4-1

李先生原是一名正局级干部，去年，60 岁的他正式退休回家。可就在退休后的半年中，他的精神状态每况愈下。感觉原来的生活一下子被打乱了，不用每天按时上下班，每天在家除了吃饭、看电视、睡觉再无所事事。还总感觉身子发硬，腿脚越来越不灵便。诊断：离退休综合征。

问题： 1. 请列出李先生的主要护理问题。

2. 针对李先生的情况，如何对其进行健康教育？

案例4-2

王某，69岁，辛勤养育的儿女分别成家立业，老大出国留学，老二与父母亲不在同一城市。老人感到十分冷清孤独，时常发出叹息，甚至偷偷哭泣，时常唠叨说这个世上人情淡漠，孤苦伶仃地活着没什么意思，并有食欲下降、多梦、易醒等。老伴带她去看心理医生，诊断："空巢"综合征。

问题： 1. 请列出王某的主要护理问题。
　　　　2. 针对王某的情况，如何对其进行健康教育？

（一）离退休综合征

离退休综合征是指老年人离退休后不能适应新的社会角色、生活环境和生活方式的变化而出现的焦虑、抑郁、悲哀、恐惧等消极情绪，或因此产生偏离常态行为的一种适应性心理障碍。据统计，1/4的离退休人员会出现不同程度的离退休综合征，往往发生在离退休后的半年内。

1. 致病因素

（1）职业性质：离退休前，职务越高越容易患离退休综合征。因为职业角色消退和权力影响力下降，导致较大的心理落差。

（2）个性特点：好胜心强、严谨固执和过度内向的老年人，易患离退休综合征。

（3）个人爱好：离退休前无一技之长或缺乏兴趣爱好的老年人，容易发生离退休综合征。

（4）心理调适：离退休前缺乏足够的心理准备，对退休后的生活没有预期和打算的老年人，较易出现适应不良。

（5）性别：女性比男性能更快适应退休后生活，这与女性更注重家庭生活、承担较多家务有关。

（6）年龄：年龄越大，适应新生活的能力越差，角色转变较慢，不能尽快建立新的生活圈子。

（7）社会支持水平：支持水平较低甚至缺失，失去成就感、价值感和被尊重感。

2. 主要表现

（1）心理表现：①焦虑症状，如坐卧不安、心烦意乱、行为重复、小动作多；做事注意力不集中、缺乏耐心，易急躁发脾气；严重者出现高度紧张、恐惧，伴出汗、心悸等症状。②抑郁症状，如情绪低落，忧伤、郁闷；精神萎靡不振，自信心下降，对未来生活感到悲观失望；兴趣减退，行为退缩，不主动与他人交往；懒于做事，严重时个人生活不能自理。

（2）躯体表现：可出现头痛、头晕、失眠、乏力、胸闷、心悸、腹痛、食欲缺乏、周身不适等症状，这些症状往往不能用现有的躯体疾病来解释。

（二）"空巢"综合征

"空巢"综合征是指老年人家庭中无子女或子女成年后相继离开家庭，老年人独守空房、缺乏交流而产生被疏离、舍弃的感觉，出现孤独、空虚、伤感、精神萎靡、情绪低落等一系列心理和躯体不适综合征。

1. 致病因素

（1）综合因素：老年人独居时间增多；父母角色部分或完全丧失，对自我价值感产生怀疑；社会保障机制、养老设施不完善，许多老年人无法到养老机构安度晚年。

（2）个性因素：性格内向、人际交往较少、兴趣爱好不多和依赖心较重的老年人，一旦儿女离开身边后，易致"空巢"综合征。

2. 主要表现

（1）心理方面：精神空虚、无所事事、情感脆弱、烦躁不安、消沉抑郁、孤独伤感、社会交往减少、对自己存在的价值表示怀疑，陷入悲观无助状态，甚至出现自杀的念头和行为。

（2）认知方面：多数存在自责倾向，认为过去对子女关心、照顾、疼爱不够。还有部分老年人有埋怨子女的倾向，如认为子女成年后对父母的回报、孝敬、关心和照顾不够。

（3）行为表现：闷闷不乐、愁容不展，说话有气无力，时常发出叹息，甚至偷偷哭泣；行为退缩，无兴趣参加以前感兴趣的活动，不愿主动与人交往；懒于做事，严重时个人生活不能自理。

（4）躯体表现：如失眠、早醒、头痛、乏力、食欲缺乏、消化不良、心悸气短、心律失常、高血压、消化性溃疡等一系列躯体症状和疾病。

（三）临床护理

1. 护理评估

（1）健康史：询问老年人家庭成员的情况；了解老年人有无躯体慢性疾病；评估老年人日常生活活动能力。

（2）身体状况：进行详细的体格检查，了解有无躯体疾病的体征。

（3）心理-社会状况：①心理状态：评估老年人对待离退休、"空巢"的态度及适应能力；老年人的情绪和精神状态，有无情绪低落、孤独、懒散、抑郁、易烦躁等表现；老年人对未来生活的态度；老年人的性格与兴趣爱好。②评估老年人离退休后生活重心改变的程度：角色改变、生活规律改变、社交范围改变等。③社会支持系统：老年人有无可依靠的子女、亲属和朋友，以及亲疏程度；目前子女对老人探望照顾的时间、频率与老人期望的差距；了解无子女的老年人自理能力及社会支持能力情况。④老年人居住环境：是否独居，是否安全，社区配套和为老年人服务状况。

（4）辅助检查：可采用汉密尔顿焦虑量表、汉密尔顿抑郁量表测评老年人的焦虑、抑郁程度。也可用社会支持评估量表测量老年人的家庭与社会支持水平。

2. 护理诊断

（1）焦虑与离退休前后生活境遇反差过大、"空巢"后空虚、尊重和自尊的需求未得到满足有关。

（2）抑郁与离退休及"空巢"后空虚寂寞、成就感丧失、无所事事有关。

（3）自理能力下降与情绪低落、行为减退有关。

（4）睡眠型态紊乱与焦虑、抑郁等不良情绪引起的生理症状有关。

（5）个人应对无效与对离退休及"空巢"缺乏足够的心理准备、角色丧失、缺乏社会支持有关。

（6）知识缺乏：缺乏离退休综合征、"空巢"综合征相关知识及减轻焦虑、抑郁的方法。

（7）家庭应对无效与无子女或子女不能照顾有关。

3. 护理措施　离退休综合征及"空巢"综合征以心理支持治疗为主，绝大部分患者经过心理疏导、自我调适而好转，少数患者可转化为严重的抑郁症。

（1）引导老年人正视离退休和"空巢"现象并积极应对：消除"树老根枯""人老珠黄"的悲观思想，将老年生活视为另一段美好人生的开始，重新安排自己的生活乃至学习和工作。培养爱好，扩大社交，做到老有所为、老有所乐。

（2）鼓励子女多关心体贴父母：子女要充分认识到老年人的心理和生理状况，通过各种方式，与父母进行感情和思想的交流，经常为父母做些实事，化解烦忧，常回家看看，给老年人精神上的慰藉。

（3）建议有关部门重视老年人工作，并采取有效措施：有关部门应当齐心协力做好老年人养老保险、退休金、医疗保障、文化活动等合法权益的维护工作；建设老年服务中心和老年护理中心等养老设施；使社区服务中心具备综合的服务功能，为老年人的公共养老、健身、休闲娱乐提供必要的场所；制定相关政策，提供条件，鼓励空巢老年人与子女就近居住，以方便子女提供支持照料。

（4）必要的心理和药物治疗：对于患有严重焦虑不安和失眠的老年人，可在医生指导下进行心理治疗和药物治疗。

（5）健康教育：教育老年人正确对待离退休问题和"空巢"现象，进行自我心理调适，适应生活的改变，与家庭成员间建立和谐的亲情关系，积极参加各种社会活动，发挥余热，老有所为；鼓励和指导子女经常回家看望和照顾父母，了解和满足父母的生活和情感需求。

二、老年人常见精神障碍与护理

案例4-3

　　李老太太，60岁。退休在家5年，近半年来时常感到心烦意乱，眼皮跳，总觉得要大祸临头，惊恐不安，在家里来回踱步，自己也说不清担心什么。还有失眠、胃部不适、尿频、心悸、胸闷气短等表现。诊断：老年期焦虑症。

问题： 1. 请列出李老太太的主要护理问题。
　　　　2. 针对李老太太的情况，请为她制定相应的护理措施。

案例4-4

　　老刘，66岁。以前是某单位局长，退休回家后总觉得不适应，懒语少动，食欲差，入眠困难，对原来感兴趣的事物也没了兴趣，有孤独无助感，总认为自己是个无用的人，甚至是个有罪的人，并有"不如死了好"的念头。诊断：老年期抑郁症。

问题： 1. 请列出老刘的主要护理问题。
　　　　2. 针对老刘的情况，请为他制定相应的护理措施。

（一）老年期焦虑症

老年期焦虑症是指发生在老年期，以广泛和持续性焦虑或反复发作的惊恐不安为主要特征，常伴有自主神经功能紊乱、肌肉紧张和运动不安的精神障碍。其紧张惊恐的程度与现实情况很不相称，患者自己也说不清在担心什么。

1. 致病因素

（1）遗传因素：在焦虑症的发生中起重要作用。有人认为焦虑症是环境因素通过易感素质共同作用的结果，易感素质是由遗传决定的。

（2）生物学因素：焦虑反应的生理学基础是交感和副交感神经系统活动的普遍亢进，常有肾上腺素和去甲肾上腺素的过度释放。

（3）病前性格特征：个性孤僻、敏感、自卑、谨慎的人，对轻微挫折或身体不适容易紧张、焦虑或情绪波动。

（4）心理-社会因素：心理-社会因素是本病的诱发因素。心理学家认为，焦虑是由于过度的内心冲突对自我威胁的结果。老年焦虑症患者可能较他人遭受更多的生活应激事件：一方面可能是遭受生活事件多的个体易患焦虑症，另一方面可能是老年人的个性特点，容易对生活感到不满，或者其个性特征较易于损害人际关系，而导致生活中产生更多的冲突或应激。

2. 护理评估

（1）健康状况：评估患者的家族史、既往疾病史；有无躯体慢性疾病；本次发病时间，症状表现及持续时间长短；进行详细的体格检查，了解有无躯体疾病的体征；评估老年人日常生活活动能力。

（2）身体状况：主要表现在焦虑的情绪体验、运动不安和自主神经功能失调三个方面。临床上分为广泛性焦虑和惊恐障碍两种类型。

1）广泛性焦虑障碍：又称慢性焦虑，是老年期焦虑症最常见的表现形式。常缓慢起病，焦虑情绪持续较久。表现为经常对一些指向未来或不确定的事件过分担心不安；比较敏感，生活中稍有不如意就心烦意乱、坐立不安、搓手顿足；易出现心悸、胸闷、出汗、面色潮红或苍白，口干、腹泻或便秘、尿频、尿急、头痛、肌肉痛，也可出现入睡困难、易醒、噩梦、夜惊等。

2）惊恐障碍：又称急性焦虑，一般突然发作，持续几分钟到几小时，之后症状缓解或消失。发作时突然感到不明原因的惊恐伴失控感或窒息感、紧张不安、心烦意乱、坐卧不宁甚至激动哭泣，伴胸闷、心悸、呼吸困难、多汗、脉搏加快、血压升高、四肢麻木等自主神经症状。发作时意识清楚，发作完后能够回忆，焦虑体验缓解或消失。

（3）心理-社会状况：评估老年人的个性特点，有无经历负性生活事件及心理应对方式；评估老年人的家庭、婚姻、子女、生活环境及社会支持系统。

（4）辅助检查：可借助汉密尔顿焦虑量表（HAMA）测评老年人的焦虑程度；生化检查、心电图、X线片等检查帮助诊断可能引起焦虑的躯体病变。

3．护理诊断

（1）焦虑与恐惧、担心、不愉快的观念反复出现等有关。

（2）个人应对无效与无法掌控的焦虑情绪、应对方法不当、缺乏支持系统等有关。

（3）睡眠型态改变与焦虑引起的生理、心理症状有关。

（4）部分自理能力下降与紧张不安、躯体不适、精神萎靡等有关。

（5）知识缺乏：缺乏引起焦虑的原因和减轻焦虑的措施等相关知识的了解。

4．护理措施

（1）安全护理：为患者提供安静、安全、舒适、整洁、无刺激的环境，居室设置简单安全，方便起居。对惊恐发作的老年人，应有专人看护。

（2）生活护理：对部分自理能力缺陷者，应为其制订日常生活作息计划，并督促和检查执行情况，必要时协助完成。鼓励其进食营养丰富、易消化、色香味俱佳的食物。保持大便通畅，严重便秘者可遵医嘱给缓泻药或灌肠等帮助排便。

（3）改善活动与睡眠：鼓励老年人积极参加社区活动，参加一些力所能及的劳动和体育锻炼，减少对疾病的关注。提供安静的睡眠环境，建立规律的活动与睡眠习惯。睡眠障碍严重者，可按医嘱给予镇静催眠药。

（4）心理护理：①建立良好的护患关系，以和善、真诚、理解和支持的态度对待患者，取得患者信任。鼓励其说出内心感受和躯体不适，释放内心焦虑。帮助患者识别自己的焦虑情绪，并逐步引导其接受自己的负性情绪。②与患者及其家庭成员共同探讨与疾病有关的应激源，帮助患者正确认识和对待应激事件。③帮助患者学会放松，分散注意力，减轻紧张度。如缓慢深呼吸、静坐、慢跑、打太极拳、听音乐，以及利用生物反馈仪训练肌肉放松等，都是十分有效的方法。

（5）社会支持：帮助老年人尽快适应新角色、新生活，鼓励扩大社交范围，发展新的社会支持系统。

（6）用药护理：遵医嘱用药，常用抗焦虑药如地西泮、氯硝西泮、艾司唑仑等苯二氮䓬类药物，告知患者长期服用可产生耐受性和依赖性，一旦停药可出现戒断症状，连续使用一般不宜超过6周。用药后注意评估药物的疗效和不良反应。

（7）健康教育：耐心讲解焦虑症的有关知识，正确对待生活事件，指导其自我疏导和自我放松；鼓励老年人适当参加社会活动，坚持规律的作息时间，保证充足的睡眠。指导老年人严格按医嘱服药，讲解可能出现的药物不良反应及应对措施。指导定期进行健康检查，一旦症状加重，及时就医。

（二）老年期抑郁症

老年期抑郁症是指首次发病于60岁以后，以显著而持久的心境低落为主要特征，对平时感兴趣的活动丧失兴趣或愉快感的精神障碍。临床上主要表现为情绪低落、丧失兴趣或愉快感、活力下降和躯体不适等。上述症状排除由躯体病变所引起。一般病程较长，具有缓解和复发倾向，部分病人预后不良，可发展为难治性抑郁。

1. 致病因素　老年期抑郁症的发病原因尚不明确，普遍认为与遗传、社会心理因素及老年人自身各方面功能减退有关。老年人应对精神压力和精神创伤的能力下降，生活中的不幸事件产生的心理压力，经久不愈的慢性躯体疾患产生的悲观失望情绪等，是老年期抑郁症发病的重要诱因。

2. 护理评估

（1）健康史：评估患者的家族史，了解老年人家庭成员中是否有类似病例或其他精神疾病；评估老年人的健康状况，既往疾病史；本次发病时间，持续时间长短；评估老年人日常生活活动能力。

（2）身体状况

1）精神症状：主要表现为心境低落、思维迟缓和意志活动减少"三低"症状。心境低落具有晨重暮轻的特点，表现为缺乏愉快感、丧失兴趣，自信心下降或自卑，无价值感非常突出，重者忧郁沮丧、消极厌世、自觉活着无意义，或出现自责、自罪感，甚至出现自杀的企图和行为，这是老年期抑郁症最危险的症状。老年人一旦决心自杀，往往比年轻人更坚决，行为也更隐蔽，自杀成功率更高。思维迟缓表现为反应迟钝、主动性语言减少、语速缓慢。意志活动减少表现在行动迟缓、不愿参加平素感兴趣的活动。

2）躯体症状：常主诉疲倦乏力、躯体、胃肠不适、排尿困难、口干、便秘、性欲下降、睡眠障碍等。过分担心自身健康，常怀疑身体某部位或器官有病变，并因此紧张、担心、局促不安。睡眠障碍主要表现为早醒，醒后不能再入睡，有的也出现入睡困难、睡眠不深，少数患者睡眠过多。

（3）心理-社会状况：了解老年人患病前人格特征、适应能力、人际关系，了解近期有无与本病相关的生活事件，老年人对生活事件的应对方式；了解患者和家人对疾病的认识，以及家庭、社会支持系统。

（4）辅助检查：可借助汉密顿抑郁量表（HAMD）来测评患者的抑郁程度。

3. 护理诊断

（1）个人应对无效与情绪抑郁、消极悲观、精力不足等因素有关。

（2）睡眠型态紊乱与焦虑、忧愁、沮丧、情绪低落等有关。

（3）营养失调：低于机体需要量与抑郁、焦虑导致食欲下降、自罪妄想等有关。

（4）自理能力下降与情绪低落、意志行为减退有关。

（5）有自伤、自杀的危险与自我评价过低、悲观、无助、绝望、自责有关。

4. 护理措施

（1）安全护理：护理人员对患者的消极情绪应做到心中有数，加强巡视，密切观察其动态变化，细心捕捉其有无自杀先兆症状。凌晨是抑郁症患者发生自杀最危险时段，更应重视巡视。耐心做好心理护理，鼓励患者参与工娱活动，以转移分散消极自杀观念，改善情绪。患者住处要安全舒适，房间设施要简洁，一切危险物品均不能带入病房。具有强烈自杀企图者要专人看护，不离视线，必要时遵医嘱保护约束。妥善保管好药物，每次发药应看护服药到口，检查确认吞下后方可离开，以免病人储备药物，一次大量吞服。

（2）生活护理：①尽量选择患者平时喜爱的食物，少量多餐。给予营养丰富、易消化、清淡少刺激的饮食，鼓励其多喝水、多吃新鲜蔬菜和水果。每天观察患者的排泄情况，注意有无腹胀和便秘，发现异常及时处理。②指导患者合理安排活动与睡眠时间，规律生活。鼓励白天参加轻松的娱乐活动和适度的体育锻炼，睡前避免进行导致情绪兴奋的活动，创造安静舒适的睡眠环境，必要时遵医嘱给予药物帮助睡眠。③对于生活懒散被动的患者，帮助其拟定一个简单的作息时间表，内容包括起居、梳理、洗漱、沐浴等，每天督促完成所规定的内容。对于重度抑郁、生活完全不能自理的患者，要悉心做好日常生活照顾。

（3）心理护理：①与患者建立良好的护患关系，以温和、真诚、支持和理解的态度接触患者。沟通过程中，尽量选择患者感兴趣的话题，鼓励患者抒发自身感受。对于严重抑郁、缄默不语的患者，护理人员可以通过轻抚、陪伴等非语言性沟通方式，配合简单、中性、缓慢的语言，表达对患者的关心与支持。②抑郁症患者的认知方式会不自觉地呈现一种"负性定式"，即对自己或外界事物，常不自觉地持否定看法。协助患者确认这些负性思考，然后设法打断这种负性循环。可以帮助患者回顾自身的优点和成就，增加正向认识。③为患者创造接触外界的机会，鼓励其主动对亲人、朋友表达内心的想法，逐步提高健康的人际交往能力。

（4）用药护理：督促患者严格遵医嘱服药，不随意增减药物，更不可中途停药。密切观察药物疗效及不良反应，出现情况及时向医生汇报。

（5）健康教育：帮助患者正确认识抑郁症，运用正确的应对方式处理压力。指导患者培养兴趣爱好；鼓励家人给予老年人更多的关心和照顾；对治疗后好转出院的患者，指导其定期复诊，必要时继续药物和心理治疗。

小　结

老年人的心理状况，不仅反映老年人的生理及其所处的社会环境，还与许多老年疾病有着密切关系，如高血压、胃溃疡等，与长期的紧张焦虑情绪密切相关。此外，心理状况对老年人的老化过程、健康长寿及老年疾病的治疗康复都有很大影响。因此，随着老龄化的快速发展，老年人的心理精神卫生必须受到高度关注和积极干预，以促进健康老龄化实现。

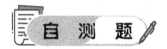

自 测 题

选择题

A₁/A₂型题

1. 老年患者随着年龄的增长，记忆力逐步减退，在询问病史时最容易出现（　　　）

A. 表述不清　　　　　　　B. 症状隐瞒

C. 记忆不确切　　　　　　D. 反应迟钝

E. 答非所问

2. 影响老年人心理变化的因素不包括
（   ）

A. 各种生理功能减退

B. 家庭人际关系和经济状况的改变

C. 社会角色的变化

D. 性别

E. 疾病、丧偶等生活事件

3. 下列不是老年人记忆的特点的是
（   ）

A. 记忆速度变慢

B. 有意记忆为主

C. 回忆能力较差

D. 机械识记如年轻人

E. 近事记忆较差

4. 男性患者，61 岁，高级工程师。去年退休后，自觉体力、精力明显下降，记忆力衰退。两个月来，失眠、食欲缺乏，懒于活动，觉得活着没意思，自己变成傻子了，无用了。诊断应该考虑（   ）

A. 老年焦虑症

B. 老年期抑郁症

C. 离退休综合征

D. "空巢"综合征

E. 老年期痴呆

5. 护理老年期抑郁症患者最重要的任务是防范（   ）

A. 走失   B. 冲动伤人

C. 自杀行为   D. 拒食

E. 睡眠过多

6. 下列针对老年期抑郁症患者的护理措施中不正确的是（   ）

A. 让其亲朋好友常看望老年人

B. 保证睡眠，睡前可温水洗脚

C. 防止老年人自杀

D. 可用认知疗法代替药物

E. 遵医嘱服药，不可乱吃药

A₃/A₄型题

（7～9 题共用题干）

崔奶奶今年 75 岁，去年老伴因病不幸去世，为了不影响子女们的生活，崔奶奶坚持一个人居住。今年春节时，子女们都回家团聚，好不热闹。可 1 周后，子女们陆续回到工作岗位，对此崔奶奶表面上看得开，但每当夜幕降临时，她经常不开灯，偷偷躲在角落里对着墙壁发呆，暗自流泪。

7. 她可能出现的心理问题是（   ）

A. 老年焦虑症

B. "空巢"综合征

C. 离退休综合征

D. 老年期痴呆

E. 疑病症

8. 下列不是她出现此心理问题原因的是
（   ）

A. 自己与子女分开居住

B. 角色发生变化

C. 老年独居时间多

D. 知识文化缺乏

E. 适应能力下降

9. 关于她出现此心理问题的防治，下列描述不正确的是（   ）

A. 鼓励她树立正确的人生观，价值观

B. 规律的生活习惯

C. 建立自己的老年朋友圈

D. 出现症状，服用药物控制最好

E. 培养兴趣爱好

（郭　云　刁咏梅）

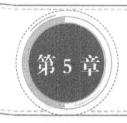

老年人的日常生活及常见健康问题的护理

第 5 章

老年人常因生理老化而导致健康受损和日常生活能力下降，对于老年人的护理，我们不但要重视疾病的护理，更要注重日常生活的护理。老年人的日常生活护理应强调帮助老年人维持和恢复基本的生活能力，使其适应日常生活，或在健康状态下独立、方便的生活。老年人的常见健康问题主要为跌倒/坠床、便秘、大小便失禁、睡眠障碍、误吸与噎食、烧烫伤、压疮等，其发病率随着年龄的增长而增加，尤其好发于高龄老人和独居老人。积极有效地预防与护理老年人，有利于提高老年人的生命质量。

第1节　老年人的日常生活及环境护理

案例 5-1

王爷爷，78 岁。老伴去世 5 年，儿女均在国外工作，自己在国内生活。近半年来王爷爷出现明显记忆力下降，经常忘记家里面的家用电器如何使用，煤气也经常忘关，邻居非常担心王爷爷独立生活会出现意外。
问题： 1. 根据案例思考，王爷爷是否还能独立生活？
　　　　2. 对王爷爷进行功能状态评估应注意什么？

一、日常生活护理的评估内容及注意事项

（一）老年人日常生活功能的评估内容

日常生活功能的评估内容包括三个层次，一是基础日常生活能力（即生活自理能力），如穿衣、洗澡、吃饭、如厕等基本功能，丧失这一层次的功能，即失去生活自理的能力。二是功能（工具）性日常生活能力，如购物、整理房间、烹调、打电话等，丧失这一层次的功能，则不能进行正常的社会生活。这是反映老年人能否独立生活的基本条件。三是高级日常生活能力，如上老年大学、书法绘画、退休返聘工作等，这些反映老年人的智能和社会角色功能，失去这一层次的功能将失去维持社会活动的基础。

（二）老年人日常生活护理的注意事项

1. 针对心理方面进行护理　老年人一是不服老，二是不愿麻烦别人。尤其是在日常生活中，愿意自己动手操作一些事情。如有的老年人自己倒水，结果没有控制好暖瓶而烫伤自己等。对此，护理人员应当准确评估老年人的生活习惯和规律，并及时给予帮助和指导。

2. 针对安全方面进行护理　预防老年人发生意外情况是主要的护理目标。老年人常见安全问题有跌倒或坠床，交叉感染，噎、呛，用电安全等。针对这些问题，护理人员应意识到其重要性，并及时给予指导和帮助，采取有效地措施，使老年人的生活处于安全状态。

（1）防跌倒或坠床：日常生活要有安全保护措施，如加强照明，卧室安装地灯和走廊留夜灯；通道要有扶手，卫生间安座便器并有扶手，浴缸安扶手；老年人应该尽量避免穿高跟鞋、拖鞋、鞋底过于柔软及穿着易滑倒的鞋；穿脱裤子、鞋袜应坐在稳定的坐凳上进行；应避免单独行动；转身、转头时动作一定要慢；走路保持步态平稳，尽量慢走，避免携带沉重物品；避免去人多及

湿滑的地方；使用交通工具时，应等车辆停稳后再上或下；放慢起身、下床的速度，避免睡前饮水过多，减少夜尿现象；晚上床旁排尿。对有坠床风险的老年人应采取特别安全保护措施，比如意识障碍的老年人应加床档，夜间睡眠期间应有专人定时巡视，发现老年人靠近床边时，要及时护档。必要时，把老年人挪向床的中央，防止坠床摔伤。

（2）防止交叉感染：因老年人体质较差，免疫功能下降，应注意预防交叉感染。避免过多会客，遇有呼吸道感染、发热的患者应避免与其他患者接触。护理人员应执行标准预防，落实卫生规范。

（3）防噎防呛：护理人员针对吞咽困难的老年人应进行评估，如进餐时的体位非常重要，一般采取坐位或半坐位。偏瘫的老年人，可采取侧卧位。进食过程中应有人在旁观察，以防止窒息的发生。

（4）用电安全：护理人员应经常向老年人讲解家庭用电安全常识，增强其自我保护能力；老年人记忆力不好，动作迟缓，所以老年人用电时应该有人照看；老年人家庭应使用正规、安全的电源插座；应尽量少给老年人添置或减少老年人接触操作比较复杂的电器；由于老年人记忆力下降，外出时易忘记拔下电水壶等家用电器插头，应通过各种方式设置提醒标识。

二、老年人居室环境的设置要求

（一）室内环境的要求

老年人在室内环境设置上应注意以方便、安全、舒适和健康为原则。要求室内环境温湿度适宜、光线充足、通风良好等，让老年人感受舒适和温馨。室温应以 22～24℃较为适宜，室内适宜的湿度则为 50%～60%；多数老年人视力及暗适应力下降，因此应注意室内的采光，特别是要保持适当的夜间照明，可在走廊和厕所内安装声控灯或地灯等；老年人的居室要注意经常通风换气、定期消毒；老年人居室宜使用暖色调，可以使其保持心情舒畅。

（二）室内设备的要求

老年人居室内的陈设应布局简洁合理，一般有床、柜、桌、椅即可，家具应减少棱角，同时应注意家具稳定牢固，避免发生危险。老年人理想的床应同时考虑高度、宽度、床垫硬度等多种因素，其中最重要的是高度。对卧床老年人进行各项护理活动时，较高的床较为合适，以便于照护者进行各项操作。而对于一些离床活动的老年人来说，床的高度应便于老年人上、下床及活动，其适宜高度为当老年人坐在床沿时两脚足底完全着地为宜，一般以从床褥上面至地面为 50cm 为宜，床铺要平坦，硬度适中，以木板铺 5cm 左右的棉褥为好，床不宜过高，最好能够选择可调节高度的床，同时床的上方应设有床头灯和呼唤铃，床的两边均应有护栏以避免坠床。除此之外，为便于老年人上、下床时维持身体的稳定与平衡，床边应设置扶手，其高度应能达到或略高于老年人站立时手的高度，一般为 72～80cm（具体高度应根据老年人的身高、生活习惯、臂部力量等因素综合考虑）。

（三）厨房、厕所与浴室的要求

厨房、厕所与浴室通常是老年人使用频率较高而又容易发生意外的地方，因此设计既要注意安全，同时也考虑到老年人的个体化需要。

厨房的地面要注意有防滑措施，水池与操作台的高度应适宜老年人的身高，煤气灶设有"开""关"的按钮标志，以便于老年人操作，并要设有报警装置。

厕所应设在距离老年人卧室近的地方，通向厕所的两侧墙壁应设扶手以防跌倒。老年人使用

的坐便器高度一般以 50cm 为宜（具体高度应根据
老年人的身高、生活习惯等综合考虑）。同时坐便
器两侧应设置扶手以帮助老年人起、坐，扶手高度
以高于坐便器 15～20cm 为宜。

　　浴室周围应设有扶手，地面铺以防滑瓷砖，如
使用浴盆，应带有扶手或放置防滑胶垫。如不能站
立的老年人可用淋浴凳（图 5-1），淋浴时浴室内
的温度应保持在 24～26℃为宜。浴室内应设有排
风扇以便将蒸汽排除，以免湿度过高而影响老年人
的呼吸。

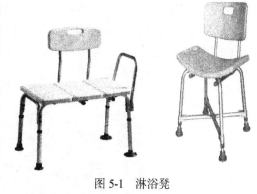

图 5-1　淋浴凳

第 2 节　老年人清洁与舒适的护理

案例 5-2

　　张爷爷已 70 岁，自立冬以来，总感觉皮肤瘙痒，尤其不太敢洗澡，每次洗澡后都觉得浑身痒得不
行，皮肤抓破了还不解痒。

问题：　1．张爷爷的皮肤瘙痒可能与什么原因有关系？
　　　　　2．采取哪些措施可以缓解张爷爷的瘙痒症状？

一、老年人的皮肤清洁护理

（一）老年人的皮肤特点

　　皮肤是人体最大的防御器官，老化使老年人皮肤问题增多。随着年龄的增长，老年人皮肤保
存水分的能力减弱，汗腺、皮脂腺分泌减少，因此，老年人皮肤常常会出现干燥脱屑、瘙痒，并
且老年人皮肤应对外界刺激的功能下降，损伤后不容易愈合。老年人皮肤老化的特征明显，尤其
是处于暴露部位的面部、颈部、四肢的皮肤会出现皱纹、松弛和变薄，眼部出现鱼尾纹、眼袋，
颈部出现颈纹等。此外，老年人还容易出现脱发。

（二）皮肤及特殊部位的清洁

　　根据老年人的皮肤特点，协助其保持皮肤的清洁卫生，是日常生活护理的一个重要内容。特
别是保持一些特殊部位的清洁，如腋下、腹股沟、肛门、外阴等处，可有效预防皮肤疾病的发生。
尤其女性老年人应每晚清洗外阴、肛门部位。老年人可根据自身的生活习惯及地域特点来选择合
适的沐浴方式；如出汗较多、皮脂腺分泌比较旺盛的老年人可适当增加沐浴的频率；沐浴的室温
调节在 24～26℃为宜，水温则以 40℃左右为宜；沐浴时间以 15 分钟左右为宜，过长时间沐浴可
导致呼吸困难、晕厥等；洗浴时宜选择弱酸性的硼酸皂、羊脂香皂或沐浴液等，避免使用碱性肥
皂；应选用柔软的毛巾，擦洗动作要轻柔，以防损伤皮肤；老年人的足部也要注意清洁护理，可
选用带有放大镜的指甲剪定期修剪指（趾）甲；也可在晚间用温热水泡脚，泡脚完毕要认真检查
脚部是否有皮肤问题，如脚气、鸡眼、水疱等，一旦发现及时治疗；如有手足皮肤皲裂的老年人，
在晚间沐浴后或热水泡手足后，涂上护肤品并穿戴上棉质手套及袜子，可有效改善皮肤皲裂情况。

（三）头发的清洁

　　老年人头发的清洁卫生是重要的皮肤护理之一，老年人应定期洗头，干性头发每周清洗 1 次，

油性头发每周清洗 2～3 次。老年人头发干枯，发质较脆弱、稀松而易脱落，因此洗发过程应避免过度牵拉。洗发时可选用营养洗头液、护发素，水温不宜过热，洗完后将头发擦干并梳理，梳理头发的动作要轻柔，以减轻掉发。对于卧床的老年人应帮助其在床上洗发，可使用充气式洗头盆（图 5-2）或仰卧洗头盆（图 5-3）。

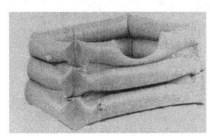
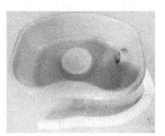

图 5-2　充气式洗头盆　　　　　图 5-3　仰卧洗头盆

二、老年人衣着卫生的护理

老年着装与其健康密切相关。老年人的服装选择，首先应考虑实用性，即是否有利于人体健康及便于穿脱。

（一）布料选择

针对老年人自身对温度的调节能力差这个特点，老年人应根据天气的变化情况及自身的体质及时的增减衣物。另外，有些衣物的布料如毛织品、化纤织品等穿起来轻松、柔软，且色彩斑斓，一向受到老年人的青睐，但是，这些面料中有些成分可能会成为过敏原，对皮肤有一定的刺激性，有引起皮肤疾病的可能，尤其是化纤织品透气和吸湿性差，老年人在选择衣物面料时需谨慎。老年人的贴身内衣服装布料选择要求质地优良、柔软、透气、吸水、无刺激，如纯天然棉、麻、毛等；外套可选择一些化纤布料。

（二）着装设计

老年人服装在设计上既要符合老年人的审美特点，又要穿着舒适。故选择宽松着装，避免紧身、过大、过肥的服装，款式要符合容易穿脱，易于更换体位，不妨碍自由活动。以富有个性的休闲装为好。

（三）色彩搭配

老年人服装色彩要搭配柔和，趋向于浅色调，避免选用掉色的布料，易于观察到衣服是否干净，一旦弄脏马上发现，及时清洗，有利于着装卫生。如条件允许，老年人也可考虑服饰的打扮适当趋向流行时尚，选择一些有朝气的色调及大方别致的款式。这样可以使人心情愉悦，精神振奋，有助于保持良好的心态。

（四）着装安全

老年人服装设计上要注意安全性、实用性、便捷性，以不妨碍活动为原则。如衣裤大小适中，裤脚以收口为佳；尽量选用拉链装饰，减少纽扣的使用；裤腰带采用松紧带，以便老年人穿脱；老年女性尽量不要穿着裙装，以免发生绊倒。老年人鞋子的选择，应选择大小合适、鞋底有一定厚度并具有防滑功能的鞋子。

三、老年人皮肤瘙痒症的护理

皮肤瘙痒症是一种常见的老年人皮肤疾病，临床上无明显原发性皮肤损害，主要以瘙痒为特征，搔抓后可出现抓痕、血痂等继发性皮肤损害。皮肤瘙痒症根据部位或范围，可分为局限性和全身性。

（一）护理评估

1. 健康史　询问老年人皮肤瘙痒发生的时间、部位持续时间、缓解方式等；有无诱因刺激，如严冬时过冷过热的刺激、干燥、湿度低，都易引起皮肤瘙痒；皮毛、化纤品、粗糙内衣也容易刺激瘙痒症发作；是否进食刺激性食物，如饮酒，喝浓茶、咖啡，食虾蟹和海鲜，吃辛辣食物等均可诱发瘙痒。

既往是否有引起皮肤瘙痒的相关疾病，如糖尿病、肝肾疾病、寄生虫病、甲状腺功能异常、胆道疾病、肿瘤等。

2. 身体状况　皮肤瘙痒症表现为全身性和局限性。全身性瘙痒症以夜间为重，开始仅有痒感，无任何原发皮疹，由于搔抓出现条状或点状抓痕、血痂、色素沉着，致皮肤肥厚，可继发感染，如毛囊炎、疖肿等；局限性瘙痒症常发生在小腿、阴囊、外阴、肛门周围，局部仅自觉瘙痒，并无皮疹，日久可致皮肤增厚、湿疹样改变。护理人员应重点检查皮肤的完整性、皮肤弹性，是否干燥、有无皮疹和溃疡、有无出血和抓痕等。

3. 心理-社会状况　剧烈皮肤瘙痒可使老年人烦躁不安、食欲减退、睡眠不佳、精神忧郁等，并随情绪变化加重或减轻。皮肤瘙痒症会影响老年人的社会交往。

4. 辅助检查　全身性瘙痒症要注意检查血糖及甲状腺功能，判断有无糖尿病、甲状腺功能减退等疾病。

（二）护理诊断

1. 有皮肤完整性受损的危险　与皮肤瘙痒搔抓损伤皮肤有关。

2. 焦虑　与皮肤瘙痒难忍影响日常生活等有关。

3. 知识缺乏　缺乏对自身原有疾病的了解和保护皮肤及防止皮肤过敏的知识。

（三）护理措施

1. 一般护理　保持皮肤的完整性，预防感染，协助老年人剪短指甲，以避免抓伤；根据情况适当减少洗澡次数，合理调节水温，忌用一些碱性香皂或刺激性的洗涤剂，沐浴后可涂擦润肤霜；避免穿着化纤织品等面料的衣物；饮食方面以清淡为宜，避免食用辛辣等刺激的食物及饮品，忌烟酒。

2. 对因护理　必要时到应到医院行相关病因检查，找出瘙痒的原因，并对因治疗。

3. 用药护理　根据皮肤瘙痒症不同的原因，选取合适的药物治疗，如皮质类固醇软膏、抗组胺类药物、作用温和的镇静药、外用抗生素软膏等，以减轻皮肤瘙痒症状及预防感染。

4. 心理护理　根据老年人个体的情况，查找出引起心理问题的原因，并加以疏导。

第 3 节　老年人的营养与排泄的护理

案例 5-3

陈爷爷，73 岁。养老院居住，生活基本自理，血压高，长期服用抗高血压药。一次儿子带其到外面吃火锅，陈爷爷一时高兴吃了很多，但回到养老院当晚即出现严重的恶心、大量呕吐、剧烈腹痛、头晕等症状，诊断为急性胰腺炎。

问题： 1. 陈爷爷在饮食方面出现了什么问题？

2. 与营养相关的老年人生理特点有哪些？

一、老年人的营养与饮食护理

合理的营养对延缓衰老、延缓老年人退行性病变意义非常重大。有研究表明，老年人的许多健康问题是可以通过饮食营养的干预而加以预防的。我国老年人群营养状况的突出表现是营养缺乏和营养过剩并存。由于老年人生理功能代谢的改变，疾病的影响等，老年人对营养和饮食有不同的要求。

（一）老年人的营养特点

1. 限制总能量摄入　老年人基础代谢率要比青年人下降 10%～20%，加上日常活动量及消耗减少，因而总能量摄入不宜过多，否则会导致能量摄入超过消耗而引起肥胖，而肥胖是糖尿病、高血压等很多慢性疾病的共同危险因素。

2. 糖类　是人体能量的主要来源。老年人摄入的糖类以多糖为好，尽可能来源于淀粉，减少蔗糖的摄取。糖类供给能量占总热能的 55%～65%。一般来说，谷类、薯类能提供人体需要的蛋白质、膳食纤维、矿物质及 B 族维生素。老年人宜选取多种谷类食品，做到粗细搭配，使体内保存较多的维生素和膳食纤维。膳食纤维能刺激胃肠蠕动，改善便秘情况，并且还能有效预防高血压、动脉粥样硬化、糖尿病等。

3. 蛋白质　原则上是以优质少量蛋白质为宜。优质蛋白（动物蛋白）应占摄取蛋白质总量的 50%。由于老年人进食量少，消化能力减退，食物的消化及吸收功能下降，过多的蛋白质不宜被吸收利用，并且还会加重老年人消化系统及肾脏的负担。因此每日的蛋白质摄入不宜过多，以每日 60～70g 为宜。

4. 脂肪　是重要的营养素之一，是机体能量的主要来源。脂肪可以促进脂溶性维生素的吸收，提供人体必需的脂肪酸及胆固醇类物质等。但由于老年人胆汁酸分泌减少，脂肪酶活性降低，对脂肪的消化能力下降，加之摄入过多脂肪，易造成肥胖、高脂血症等，因此老年人的脂肪摄入量要加以限制，以限制在总能量的 20%～25% 为宜，并减少饱和脂肪酸的摄入，如减少动物内脏、鱿鱼、鱼卵、蛋黄等食物，适当增加摄入富含有不饱和脂肪酸的植物油，如橄榄油、花生油、豆油等。

5. 矿物质及维生素　矿物质是人体骨骼、牙齿的重要组成部分，并参与调节人体的酸碱平衡，还可以构成人体的一些生理活性物质；人体所需的矿物质很多，如钙、钠、钾、镁等。这些矿物质主要来自食物的供给，针对于老年人应加强钙、铁的补充，中国营养学推荐成人每天饮食钙供给量为 800mg，即可满足老年人的需要，含钙高的食物有豆类及豆制品、奶类及奶制品等，以及坚果类食物，如花生、核桃等；建议铁的摄入量为男性每日 15mg，女性每日 20mg，含铁较高的食物有动物肝脏、动物全血、畜禽肉类、鱼类及黑木耳、海带等。同时，老年人日常应减少盐的摄入量。老年人还应注意适当补充维生素。维生素作为某些辅酶的主要成分，在维持身体健康、调节生理功能、延缓衰老中起着极其重要的作用，如维生素 A、维生素 B、维生素 D、维生素 E、维生素 C 等。

6. 水分　水是生命最重要的营养物质，约占老年人体重的 45%。但随着年龄的增长，老年人体内水分逐渐减少，同时老年人饮水欲望减退，从而呈现慢性脱水现象，故老年人应养成饮水习惯，每日饮水量（除去饮食中的水）一般以 1500ml 左右为宜。从生活习惯上讲，老年人应晨起后空腹饮用一大杯温水，既可以促进胃肠蠕动，防止便秘，又可以降低心脑血管疾病的风险；从膳食安排上讲，老年人应适当增加一些汤、羹类食物，既能补充营养，又可补充相应的水分。但如有心脏和肾脏疾病的老年人应注意，过多的水分会增加心脏和肾脏的负担。

7. 膳食纤维　老年人摄入膳食纤维以每日 30g 为宜。

（二）老年人的饮食原则

老年人的饮食应以营养需求为基础，平衡饮食并注意食物的种类与烹调方式，以配合老年人现有的生活状况、生活环境及营养需要。

1. 平衡膳食　保证足够的营养要做到三高四低,三高包括:食物要高新鲜度、高纤维素、高蛋白质。四低包括:低盐,每天不超过 5g;低糖,过剩的糖会使人肥胖,增加心脏负担,诱发糖尿病等;低脂,过多的脂肪摄入会加速动脉硬化的形成;低胆固醇,摄入过多胆固醇,会促进动脉粥样硬化。老年人每天 1～2 个鸡蛋对健康有益。

2. 食物易于消化　因为老年人肠道蠕动减弱,消化功能较差,粗糙坚硬的食物不易消化,所以食物加工应细、软、松,同时利用蒸、炖、熏、煮和炒等多种烹调方式,以及考虑食物颜色与味道的调配,以增加老年人的食欲。

3. 食物温度适宜　因为老年人的胃肠黏膜变薄,腺体和小绒毛逐渐萎缩,对食物的刺激十分敏感,所以进食过烫或过冷之食物,都会对胃肠道产生不良刺激,影响消化功能。

4. 养成良好的饮食习惯　根据老年人特点选取合适的进餐姿势,进餐时做到细嚼慢咽,这样既有利于食物的消化吸收又不容易发生噎呛。另外要避免暴饮暴食或过饥过饱,必要时可在两餐间加食点心,应少食多餐,正餐以七八分饱为宜。

5. 营造良好的用餐环境　用餐气氛要融洽,环境力求整洁与美观,可增进老年人的食欲。

二、老年人进餐的护理

(一)饮食评估

通过评估了解老年人进餐的情况,特别是进餐时存在哪些不安全因素或者有哪些潜在的危险因素。评估内容包括进食功能、食欲状况、饮食习惯、生理状况等。

1. 进食功能　即评估食物摄入口腔、进入咽喉、通过食管的整个过程是否有异常。口摄入的功能状况:包括用筷子或勺子的功能,进食时体位的保持能力,食物运送至口的能力;与口腔相关的功能:包括是否有咬颌关节的挛缩,口唇的闭合程度,舌的搅拌功能,牙齿的功能,义齿的适合度,咀嚼功能,口腔的清洁状况,触觉、味觉的灵敏度等。

2. 食欲状况　影响食欲的因素常有以下几种。①心理原因:生活的不安定感、孤独、焦虑;生理原因:活动、运动量小,消化功能的下降;②病理原因:发热,服药的不良反应,消化系统疾病,还有口腔的清洁程度低下、义齿不合适等。另外对于高龄老人而言,在患重病时常以食欲缺乏为首发症状。除此之外还要注意评估营养的状况及体重的情况。

3. 饮食习惯　应根据老年人的饮食习惯来选择食材和烹调方法,如是否时令季节的食物、家乡的土特产,是否用家乡的烹调技艺等。

4. 生理状况　评估老年人的疾病情况及意识状态,意识低下时,进食很容易发生误吸。意识清醒时,注意判断其对食物的认识及关心的程度、注意力。

(二)进餐的护理措施

1. 心理问题的护理　通过心理护理解决老年人的心理问题,消除其不安、紧张等情绪。根据老年人的爱好选择食物、食具、烹调等。

2. 进餐前的护理　室内的空气要新鲜,必要时先通风换气,如有排便,需排除异味,清除周围的污染物、便器等;清洗双手,提醒老年人准备就餐,使其精神上做好准备;尽量取坐位或半坐位进食;保持口腔的清洁,注意漱口,促进唾液的分泌。

3. 进餐时的护理　有自理能力的老年人,应鼓励其自己进餐;对进餐有困难的老年人,可协助其进餐,尽量维持老年人自己进食的能力;对进餐完全不能自理的老年人,必要时可喂饭,护理人员喂饭时应掌握适当的速度,与老年人互相配合。

4. 进餐后的护理 及时撤去餐具，清理食物残渣，整理周围环境。提醒或协助老年人洗手、漱口或做口腔护理。

5. 特殊护理 ①对卧床的老年人：可帮助其坐在床上使用床上餐桌进餐，亦可协助喂饭；②视力障碍老年人的护理：向老年人说明餐桌上食物的种类和位置，并帮助其用手触摸以便确认；③吞咽能力低下老年人的护理：对吞咽能力低下的老年人，很容易将食物误咽入气管，尤其是卧床老年人，更易引起误咽，一般采取坐位或半坐位比较安全；④上肢障碍老年人的护理：对上肢障碍的老年人，自己摄入食物出现困难，为了能自行进餐，可选择特殊餐具，如专用的带吸盘的碗、勺，用弹性绳子将两根筷子连在一起以防脱落。

6. 健康教育 家属对老年人饮食与营养的理解，将直接影响老年人的饮食生活。当老年人存在饮食障碍时，需要家属配合康复治疗；当有呛、误咽时需要紧急抢救；尽量与家人一起进餐。

三、老年人如厕的护理

（一）老年人的排尿护理

由于老年人机体老化导致肾小球滤过率逐渐下降，肾小管的浓缩与稀释功能逐渐减弱，膀胱括约肌等腹部肌肉松弛、前列腺增生等改变，老年人会出现不同程度的夜尿增多、尿失禁、尿潴留等问题。生活能够自理的老年人，应合理安排饮水的时间，白天可适当多饮水，夜间尽量限制饮水量，以减少夜尿次数。生活不能自理的老年人，应练习在床上排尿。

（二）老年人的排便护理

老年人由于消化系统功能减退、消化液分泌减少、活动量减少、胃肠蠕动减弱、饮食不均衡等原因，容易发生腹泻、便秘、大便失禁。生活自理的老年人排便宜采取坐位排便，如病情较重的老年人，可采取将床头抬高，或取半卧位，在床上使用便器进行排便。需要注意的是，要提醒老年人定时排便，使其养成良好的排便习惯。

四、老年人便秘的护理

便秘是指排便次数减少或排便时间明显延长，排便困难，每周少于 3 次且粪便干结。便秘是老年人的常见症状，约 1/3 的老年人出现便秘，以功能性多见。生理、心理、社会等多种因素均会影响正常的排便。

（一）类型

便秘根据病因可分为功能性便秘和器质性便秘两种类型。

1. 功能性便秘

（1）生理因素：随着年龄的增长，老年人消化系统的机能减退，大肠和小肠会因老化而萎缩，小肠的血流量减少，肠黏膜吸收能力降低，大肠的平滑肌张力不足，蠕动减弱，故常发生便秘。

（2）饮食因素：老年人消化功能减退食物摄入量减少，普遍存在膳食纤维和水摄入不足的情况，对结肠运动的刺激减少。

（3）活动量减少：老年人活动能力下降，特别是年老体弱、患慢性病、长期卧床者，缺乏体力活动，致使结肠蠕动减弱导致便秘。

（4）心理社会因素：生活习惯的改变，精神心理因素干扰，如过度紧张或抑郁，抑制了排便反射。

（5）药物因素：便秘是许多药物的常见副作用，如镇痛药、麻醉药、抗胆碱能药、抗抑郁药等；且长期使用泻药可产生依赖性。

2．器质性便秘

（1）直肠和肛门病变：如痔、肛裂、肛周脓肿和溃疡、直肠炎等引起肛门括约肌痉挛、排便疼痛等情况均可导致便秘。

（2）中枢神经病变：如脊髓损伤、脑血管意外、帕金森病等疾病造成排便反射迟缓，肠蠕动减慢，大便干燥不易排出。

（3）全身性疾病：如糖尿病、尿毒症、甲状腺功能减退、铅中毒等使肠肌松弛，排便无力。

（4）其他：结肠肿瘤、肠梗阻、肠粘连、腹腔或盆腔的肿瘤压迫等，可引起便秘。

（二）护理评估

1．健康史

（1）有无便秘：详细询问老年人排便的次数、排便量及粪便性状、是否费力等情况来确定老年人是否便秘。

（2）既往史：了解老年人饮食习惯，饮食的种类和量；是否常用导泻药或其他药物，如抗抑郁药、抗胆碱能药物等；了解老年人既往排便习惯等。

2．身体评估

（1）全身症状及体征：①功能性便秘，多为慢性便秘，常无特殊表现，部分患者有口苦、食欲减退、腹胀、下腹不适、或头晕、头痛、疲乏等症状；②器质性便秘，常为急性便秘，可有原发疾病表现。

（2）腹部症状及体征：左下腹胀痛，左下腹可触及粪块或痉挛肠型。

（3）直肠指检：排除直肠、肛门的疾病。

3．心理-社会状况　由于长期便秘老年人可产生焦虑、不安、恐惧、精神紧张。而这些心理因素又可进一步加重便秘的发生；便秘带来的痛苦影响老年人的社交活动，降低生活质量。

4．辅助检查　结肠镜、直肠镜检查，钡剂灌肠检查可排除结肠、直肠病变。

（三）护理诊断

1．便秘　与肠蠕动减少有关；与饮食中纤维素过少、水分不足、不能活动或缺乏锻炼等有关；与直肠肛管等疾病有关。

2．疼痛　与排便困难致肠平滑肌痉挛等有关。

3．组织完整性受损　与粪便坚硬有关。

4．焦虑　与长期便秘有关。

5．知识缺乏　与缺乏预防便秘的知识有关。

（四）护理措施

1．心理护理　满足老年人私人空间的需求，房间内居住两人以上者，可在床单位间设置屏风或窗帘，便于老年人的排泄等需要。照顾老年人排泄时，只协助老年人无力完成的部分，不要一直守候在身旁，更不要催促，以免老年人紧张而影响排便。

2．饮食护理　饮食护理是治疗便秘的基础。如老年人没有限制饮水的疾病，需保证每天的饮水量在1500～2000ml，建议老年人在清晨空腹饮用一杯温开水，食用富含纤维素的食品如香蕉、芹菜、西瓜等。少饮浓茶或含咖啡因的饮料。

3．适当运动　改变静止的生活方式，每天进行30～60分钟的活动和锻炼。卧床或坐轮椅的老年人可通过转动身体，挥动手臂进行腹式呼吸等方式进行锻炼。

4．建立排便习惯　培养老年人定时排便习惯，排便最佳时间为早晨和饭后。

5．腹部按摩　在清晨和晚间排尿后取卧位，以双手示、中、环指相叠，沿结肠走向，自右下腹向上至右上腹，横行至左上腹，再向下至左下腹做腹部环形按摩，促进肠蠕动。每天数次，每次 10 分钟左右，在按摩同时可做肛门收缩动作。

6. 用药护理　对有些病因不能根除，或长期卧床的慢性习惯性便秘者，可采取灌肠、导泻等治疗。刺激性泻药：有番泻叶、大黄、麻仁丸等。容积性泻药：可作为老年人便秘首选，服药的同时需饮水 250ml。润滑性泻药：长期服用会影响脂溶性维生素的吸收。口服泻药多在 6～10 小时后发挥作用，宜在睡前 1 小时服用，晨起后排便。通便药物对人体有一定的副作用，不宜长期服用。注意调整药物，避免药物副作用性便秘。

7. 健康教育

（1）饮食指导：选用有助于润肠通便的食物，如粗制面粉、玉米粉、燕麦等；多饮水，多吃蔬菜水果。

（2）培养良好的排便习惯：给老年人讲解保持大便通畅的重要性，制定时间表，安排有足够的时间排便，避免他人干扰；防止意识性的抑制便意，有便意时不要忽视；保证有良好的排便环境。

（3）适当运动及腹部按摩：适当运动增强胃肠蠕动；加强腹部肌肉的锻炼，每日按摩腹部数次，促进排便。

（4）药物使用指导：老年人要遵医嘱服药，且不可自行用药。老年人尽量选择温和的泻药且避免长期使用。

五、老年人两便失禁的护理

（一）老年人尿失禁的护理

尿失禁是指排尿不受主观控制，尿液不自主从尿道口溢出或流出的现象。尿失禁是老年泌尿系统最为常见的病症之一。女性发病率高于男性。老年人尿失禁与老化导致下尿路功能衰退有关，但更多是各种疾病的影响。尿失禁对大多数老年人的生命无直接影响，但可造成皮肤糜烂、反复尿路感染等，并且尿失禁引起的身体异味使老年人产生心理压力，导致其孤僻、抑郁。

1. 类型　老年人尿失禁根据病因可分为压力性尿失禁、急迫性尿失禁、反射性尿失禁、充盈性尿失禁和功能性尿失禁。

（1）压力性尿失禁：与雌激素不足导致的盆底肌肉松弛、膀胱、尿道括约肌张力降低，前列腺手术后膀胱颈括约肌受损等因素有关。

（2）急迫性尿失禁：与膀胱容量下降有关，继发于感染、中枢和周围神经病变、创伤、帕金森病，膀胱肿瘤、膀胱炎等因素有关。

（3）反射性尿失禁：与脊髓损伤、肿瘤或感染引起对反射弧水平以上的冲动的传输障碍，导致排尿反射功能丧失有关。

（4）充盈性尿失禁：由于前列腺增生肥大、膀胱结石、尿道狭窄、膀胱颈肿瘤或直肠内粪块嵌塞等引起下尿道梗阻，这时因膀胱内存尿过多使膀胱过度膨胀，不能自觉正常排尿，尿液被迫呈点滴状外溢。

（5）功能性尿失禁：老年人精神受到强烈刺激、周围环境突然改变、身体虚弱、活动受限也会发生尿失禁。消除刺激、适应环境后，尿失禁则可好转消失。

2. 护理评估

（1）健康史：了解老年人诱发尿失禁的原因（如咳嗽、打喷嚏等），与尿失禁的时间关系，失禁时流出的尿量及失禁时有无尿意等；了解有无老年性痴呆、前列腺增生、尿道狭窄、脑卒中、脊髓受伤等与尿失禁相关疾病；了解老年女性既往分娩史等。

（2）身体状况

1）压力性尿失禁：精神紧张、用力咳嗽、打喷嚏、大笑、举重物等骤然增加腹压时尿液可不由自主地从尿道排出。

2）急迫性尿失禁：尿意产生的同时，尿液已从尿道口流出，几乎没有预兆。常伴有尿频、尿急等症状。

3）充盈性尿失禁：膀胱内尿液充盈达到一定压力时，有少量尿液不自主地流出。

4）其他：尿失禁时老年人容易产生压疮、泌尿系统感染；应评估尿道口、会阴周围皮肤情况。

（3）心理-社会状况：老年尿失禁患者因怕身体有异味遭别人厌恶、嫌弃，所以不愿与人交往，感到苦闷、害羞、自卑、孤独；病情严重的患者需要他人精心照顾，支付大量卫生用品、衣物、药品的费用，给家庭带来负担。

（4）辅助检查：根据病情选择相应的辅助检查，包括尿常规、膀胱镜、B超等，进一步明确诊断。

3. 护理诊断

（1）压力性尿失禁与盆底肌肉松弛、膀胱、尿道括约肌张力降低有关。

（2）有皮肤完整性受损的危险与尿液长期刺激局部皮肤有关。

（3）知识缺乏：缺乏尿失禁有关病因、防治的知识。

（4）社交障碍与身体异味引起窘迫等有关。

（5）焦虑与尿失禁有关。

4. 护理措施

（1）一般护理

1）心理护理：老年人多因长期尿失禁而自卑，对治疗缺乏信心。护理人员应给予充分理解，尊重老年人，注意保护其隐私，要耐心、和蔼、与老年人交流，激发患者对康复的信心。同时与其家属进行沟通，取得家庭的支持和帮助。协助老年人参加社交活动。

2）病情观察：注意观察老年人会阴部、肛周局部有无红肿、破溃现象。

3）改善设施：提供便于老年人排泄的设施，如升高马桶座、厕所内增加扶手椅，便器应放在老年人便于取用的地方。

（2）饮食护理：给予高蛋白、高维生素易消化的饮食。向老年人说明尿液对排尿反射刺激的必要性，老年尿失禁患者白天不要限水，但睡前要限制饮水，以减少夜间尿量，避免过多起夜影响睡眠。避免摄入有利尿作用的咖啡、浓茶等饮料。

（3）皮肤护理：老年尿失禁患者可出现皮肤溃烂、压疮、继发感染，所以尿液污染的衣裤、床单要勤换；要及时清洗会阴部，保持其清洁干燥，防止感染。

（4）排尿功能训练：可根据其排尿记录，制订排尿计划，定时提醒，非排尿时间尽量让老年人憋尿，帮助养成规律性的排尿习惯。

（5）盆底肌肉锻炼：对轻度压力性尿失禁，且认知功能良好的老年人有效。坚持6个月以上的训练则效果较好。持续收缩盆底肌（提肛运动）2～6秒，松弛休息2～6秒，如此反复10～15次。务必每天坚持锻炼3～8次，刚开始锻炼时可以模仿以下动作：类似中断排尿的过程；类似抑制肛门排气的过程；如果仍不能掌握，可以把自己的手指通过肛门伸入直肠内，并进行肛门收缩，如果手指感觉到肛门的收缩则说明锻炼正确。

（6）健康教育：指导患者及其家属经常开窗通风，减少室内异味。保持会阴部皮肤清洁、干燥，勤换内衣；鼓励老年人参加力所能及的户外活动，增强体质，愉悦心情；坚持进行排尿功能训练、盆底肌肉锻炼；加强营养，戒烟酒；老年人尽量穿简单易脱的衣裤。鼓励家属多与老年人沟通，理解、关心、体贴老年人，提高老年尿失禁患者的生活质量。

（二）老年人大便失禁的护理

大便失禁是排便不受意识控制，不自主的排出，常同时伴有尿失禁发生的症状。

1. 护理评估

（1）健康史：了解诱发老年人大便失禁的原因；了解老年人排便习惯及每日的排便次数；了解有无老年性痴呆、脑卒中、脊髓受伤等与大便失禁相关的疾病；了解老年人有无各种原发性疾病如急性胃肠炎等；了解老年人是否应用过一些可致大便失禁的药物。

（2）身体状况：大便失禁通常表现为不能控制地随意排便，可伴有肛周皮肤的污染、湿疹、破溃等，严重者可并发水、电解质紊乱。

（3）心理-社会状况：大便失禁的老年人因怕身体有异味遭别人厌恶、嫌弃，所以不愿与人交往，感到自卑、孤独、意志消沉、焦虑；病情严重的老年人应及时发现，并给予精心照顾。

（4）辅助检查：根据情况选择相应检查，包括直肠镜、生理盐水灌肠试验等。

2. 护理诊断

（1）排便失禁：与肛门括约肌不受意识的控制有关。

（2）有皮肤完整性受损的危险：与粪便污染肛周皮肤导致湿疹、破溃有关。

3. 护理措施

（1）一般护理：饮食以营养丰富、易消化吸收的食物为宜；及时清理粪便，保持肛周皮肤清洁干燥，勤更换内裤、床单，避免异味。

（2）排便护理：每隔2~3小时给老年人一次便盆，训练老年人良好的排便习惯。

（3）心理护理：大便失禁患者常感到自卑、焦虑、羞愧，护理人员应多关心体贴患者，帮助其稳定情绪，树立信心。

（4）健康教育：指导老年人及其家属经常开窗通风，减少室内异味。保持会阴部皮肤清洁、干燥，勤换内衣；指导老年人进行肛门括约肌及盆底肌的锻炼；加强营养，戒烟酒；鼓励家属多与老人多沟通，理解、关心、体贴老年人，使老年人心情愉快。

第4节　老年人休息与活动的护理

案例5-4

刘奶奶，61岁，教师。自去年退休以来一直觉得睡眠不好，医院体检无明显器质性病变。追问平时作息习惯，自诉以前工作忙，家务活动或运动少，目前晚间睡眠时间少，不参加锻炼。

问题： 1. 刘奶奶的睡眠状态出现了什么问题？

2. 刘奶奶应如何合理活动？

一、休　　息

（一）老年人休息的特点

休息是指身体放松，处于良好的心理状态，以恢复精力和体力的过程。休息与活动、工作、劳动是相对而言的，休息并不意味着不活动或睡觉，变换活动方式也是休息，如长时间做家务后听音乐、下棋等均是休息。老年人相对需要较多的休息，并应注意休息的质量，有效的休息应满足三个基本条件：睡眠充足、心理放松、生理舒适。

（二）老年人睡眠的特点

老年人睡眠表现为入睡潜伏期延长，睡眠中觉醒次数和时间均增加，深睡眠明显减少。老年人的睡眠模式发生了改变，出现睡眠时相提前，表现为早睡、早起；也可出现多相性睡眠模式，表现为夜间睡眠减少、白天瞌睡增多。由于老年人身体功能衰退，疲劳后恢复较慢，故应增多睡眠。现在的最新研究认为：60～70 岁的老年人每天睡眠时间应当在 8 小时左右；70～90 岁的老年人平均每天睡眠时间大约在 9 小时左右；90 岁以上的老年人平均每天睡眠时间以 10 小时左右为宜。

二、活　　动

老年人因为慢性疾病、服用药物的作用或副作用、疼痛、身体活动功能受限、孤独、情绪不佳、忧郁、自我满意度低等原因而不愿意活动。因此，首先要让老年人了解活动的重要性，再根据评估结果制订适合老年人的活动计划。

（一）老年人活动前的准备

1. 护理人员协助老年人活动时，首先应进行老年人活动能力的评估，包括以下几个方面评估：老年人现存的活动能力；基本的身体检查，包括心血管系统、骨骼系统、神经系统，特别是老年人的协调情况及步态；增加新的活动内容时，应评估老年人对于这项活动的耐受性，如是否出现间歇性跛行、心率过快、疲倦、呼吸急促等情况。

2. 与老年人共同制订活动目标和计划，如老年人希望的是恢复自我照顾能力，或是增加对活动的耐受力等。活动计划应该有个体差异，要随老年人的活动适应力而做合理调整。

3. 活动之前应进行至少 10 分钟做热身运动，以减少肌肉系统受伤的概率。应该先从低强度的活动开始，逐渐增加运动的量、时间、频率和减少活动之间的间隔。

（二）老年人的活动种类与强度

老年人的活动量、种类及强度应根据个人的能力及身体情况来选择。老年人的活动种类可分为四种，即日常生活活动、家务活动、职业活动、娱乐活动。比较适合老年人活动的项目有散步、慢跑、游泳、跳舞、球类运动、打太极拳等。

（三）老年人的活动原则及注意事项

1. **正确选择**　老年人可以根据自己的年龄、体质情况、场地条件等选择适当的运动项目。

2. **循序渐进**　老年人机体对运动有一个逐步适应的过程。所以，运动量应由小到大，动作应由简单到复杂，不要急躁冒进，急于求成。

3. **持之以恒**　运动锻炼要有一个逐步积累的过程，一般要坚持数周、数月甚至数年才能取得运动效果。所以老年人运动锻炼一定要持之以恒。

4. **运动时间**　老年人的运动时间以每天 1～2 次，每次 30 分钟左右，每周 3～5 次为宜。运动时间最好选择在早上起床后和下午 15：00～17：00，特别是运动量极大的活动。如在饭前锻炼，至少要休息 30 分钟才能用餐；饭后至少要休息 1.5 小时才能锻炼；如在临睡前应 2 小时左右结束锻炼，以避免锻炼后过度兴奋影响入睡。

5. **运动场地**　尽可能选择空气新鲜、安静清幽、地面平坦的公园、树林、操场、庭园、湖畔、疗养院等。

6. **运动强度**　运动锻炼要求有足够而又安全的运动量，这对患有心血管疾病、呼吸系统疾

考点：老年人的活动原则及注意事项。

病和其他慢性疾病的老年人尤为重要。最简单方便的监测方法是以运动后心率作为衡量标准，即运动后适宜心率（次/分）＝170－年龄。也可根据老年人运动后心率情况判断运动量是否合适，运动后的心率达到了最适宜在运动结束后 3～5 分钟恢复运动前的心率，表明运动量适宜；运动结束后在 10 分钟以上才能恢复者，表明活动强度过大；在运动结束后 3 分钟内恢复者，则表明活动强度过小。判断运动量是否适宜，需在客观监测的同时，应结合自我感觉综合判断。

7. 运动的注意事项

（1）饭后不宜立即运动，以免影响消化吸收，导致消化系统疾病。

（2）注意气候变化，夏季高温炎热，户外活动要防止中暑；冬季寒冷，户外活动要防止跌倒和受凉。

（四）患病老年人的活动指导

老年人常因疾病导致活动障碍，如果长期不活动容易引起肌肉失用性萎缩等并发症。因此，对患病老年人，要遵医嘱进行运动。

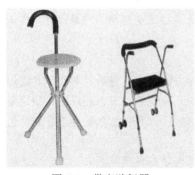

图 5-4　带座助行器

1. 瘫痪老年人可借助辅助器具（图 5-4～图 5-6）进行活动。一般来说，手杖适用于偏瘫或单侧下肢瘫痪患者，前臂杖和腋杖适用于截瘫患者。

2. 为治疗采取制动状态的老年人应确定尽可能小范围地制动，尽可能地做肢体的被动运动或按摩等。

3. 不愿甚至害怕活动的老年人要对其说明活动的重要性及其对疾病进程的影响，尽量提高其兴趣和信心。

4. 痴呆老年人为了延缓病情的发展，必须给予其适当的活动机会，以增加他们与社会的接触，提高其生活质量。

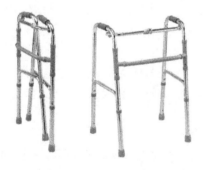

图 5-5　折叠移步助行器

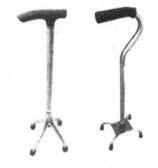

图 5-6　多脚手杖

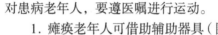

知识链接

老年人健康六要素：想得开（心理健康）、睡得着（充足睡眠）、吃得下（营养均衡全面）、走得动（适度运动）、适当进补、定期检查。

三、老年人睡眠障碍的护理

睡眠障碍是指大脑睡眠相关的解剖部位发生病变或生理功能紊乱，引起睡眠异常及睡眠过度等症状。睡眠障碍是困扰老年人常见的病症之一。表现为入睡困难、睡眠表浅、易醒或早醒等。据调查显示，在老年人群中，由各种因素导致的睡眠障碍的患病率高达 70%。有许多因素可影响老年人的生活节律进而影响睡眠质量甚至导致失眠，如环境因素（更换环境、室内光线过强、环境嘈杂）、躯体因素（疼痛、瘙痒、剧烈咳嗽、夜尿频繁或腹泻等）、生活习惯（饮酒、睡前饮浓茶或咖啡）、药物因素（如催眠药、兴奋药、激素、甲状腺素、茶碱、喹诺酮类抗生素、中枢性抗高血压药）或心理因素（焦虑、恐惧、过度思虑或兴奋）。而睡眠质量的下降则可直接影响机体的活动状况，导致烦躁、精神萎靡、食欲减退、疲乏无力，甚至疾病的发生。

（一）护理评估

1．健康史　应详细询问老年人的睡眠情况，如"每晚何时入睡，睡多长时间""上床后需多长时间能够入睡""夜间是否经常醒来"，再次入睡情况等，睡眠中有无打鼾、呼吸及行为异常等。详细询问老年人既往有无高血压、冠心病、肺气肿等病史；既往的用药情况；有无烟、酒、咖啡等习惯；有无引起睡眠障碍的社会、心理因素存在。

2．身体状况　老年人睡眠障碍可表现为：①长时间（1 个月以上），夜间有效睡眠时间缩短，每晚少于 6 小时，白天打瞌睡；②睡眠浅，夜间觉醒次数增加，醒后感到疲乏，整日精神不振，昏昏欲睡；③入睡困难或早醒，睡眠潜伏期大于 30 分钟，常感睡眠不佳。

3．心理-社会状况　睡眠障碍会使人精神萎靡、情绪低沉、急躁紧张，记忆能力、计算能力及思维的灵活性减低。而精神紧张、焦虑、兴奋等可引起短暂失眠。失眠严重程度与抑郁症的程度有直接关系。

4．辅助检查　目前国际上诊断各种睡眠障碍疾病的方法为多导睡眠图（PSG）监测检查。多导睡眠图监测检查可在全夜睡眠过程中记录人体近 20 项指标，对于临床睡眠障碍的诊断具有极其重要的意义。

（二）常见护理诊断及合作性问题

1．睡眠型态紊乱　与焦虑、抑郁、疾病困扰、不适当的刺激因素等有关。

2．焦虑　与入睡困难、正常生活受干扰等因素有关。

3．有活动无耐力的危险　与睡眠不足、老年疾病干扰有关。

（三）护理措施

1．一般护理

（1）提供安静、舒适的睡眠环境：调节卧室的光线和温度，避免噪声。选择软硬适中的睡床和枕头，保持床褥的干净整洁。

（2）帮助老年人养成良好的睡眠习惯：提倡早睡早起和午睡的习惯。对于已养成的特殊睡眠习惯，不能立即强迫纠正，需要多解释并进行诱导，使其睡眠习惯尽量正常化。白天限制睡眠时间在 1 小时左右并缩短卧床时间，以保证夜间睡眠质量。夜间室内开夜灯，必要时床旁备有便器。

（3）指导老年人促进睡眠的方法：白天做一些力所能及的运动或活动，晚餐后轻微的活动或散步，睡前做温水泡脚、洗热水澡、背部按摩、清洗外阴、听轻音乐等。

2．用药护理　合理使用催眠药、镇静药可帮助睡眠，但也有许多副作用，如易在体内蓄积和产生依赖，还有抑制呼吸、降低血压、影响胃肠道蠕动和意识状态等，因此必须在医师指导下使用。

3．心理护理　①多与老年人沟通，向老年人解释病情，治疗，增加信任感；②指导老年人保持乐观、知足常乐的良好心态，进行自我调节、自我放松。

4．健康指导

（1）缩短在床上的时间：老年人待在床上的时间过长，容易导致失眠。

（2）建立规律的睡眠觉醒时间表：尤其是规律的唤醒时间，这样能使老年人每天在规定时间起床。

（3）鼓励参加适当的体育锻炼：参加适当的体育锻炼的老年人更容易睡好。

（4）建立良好的生活习惯：午饭后不宜饮用咖啡、浓茶等刺激性饮料，晚餐不宜过饱、过油腻，睡前不服用利尿药，睡前保持情绪稳定，不看刺激性电视、不用脑过度或过度思虑，睡前如厕，以免频繁起夜而干扰睡眠。

四、老年人跌倒的护理

案例5-5

　　李奶奶，81岁。独居，傍晚时被邻居发现其跌倒在家门外，不能站立。老人诉说左髋部疼痛异常，送往医院，有高血压病史20余年，一直服用两种抗高血压药（具体不详），有慢性青光眼病史，视力较差，双膝骨关节炎10余年，上一次跌倒是在2个月前的如厕后，当时可站立和行走，无其他不适。体格检查：体温37.1℃，脉搏80次/分钟，呼吸20次/分钟，血压140/85mmHg，全身体检未见明显异常。X线片检查，显示患者股骨颈头下型骨折完全移位。

问题： 1. 李奶奶跌倒的危险因素有哪些？

　　　　 2. 老年人跌倒的预防措施有哪些？

　　跌倒是指身体的任何部位（不包括双脚）因失去平衡而意外地触及地面或其他低于平面的物体。

（一）护理评估

1. 健康史

（1）危险因素：主要包括内在危险因素和外在危险因素两个方面。

1）内在危险因素评估：①年龄、性别，不同年龄、性别发生跌倒的风险有差异，因此，应将老年人的年龄与性别纳入护理评估范围。②感觉系统、神经系统功能状态，感觉系统包括视觉、听觉、前庭、嗅觉及本体等感觉，视力、视觉分辨率、视觉的空间、深度感及视敏度下降，触觉下降，传导性听力损失，老年性耳聋，下肢关节的位置觉下降等均可导致平衡能力降低。中枢控制能力下降、反应能力下降、协同运动能力下降也会导致跌倒的风险增加。③平衡能力和肌肉力量，平衡能力损害是老年人跌倒最关键的预报指标，其外观显著特征为步态变化。肌力减退也是平衡能力下降和步态失稳的重要原因之一，是老年人发生跌倒的单独危险因素。④疾病的评估与筛查，疾病导致机体的病理改变，可能影响感觉及中枢神经系统和骨骼肌肉力量的协调。研究发现，多数患者在跌倒发生前均有身体不适及慢性病，而且所患慢性病种类越多，跌倒的危险性越大（表5-1）。⑤药物使用情况的评估，药物在老年人体内代谢相对较慢，容易发生蓄积和不良反应，导致老年人跌倒的危险性更大（表5-2）。⑥心理状态的评估，老年人自我认知欠缺，对自身能力过高估计和对危险性认识不足，不愿麻烦护理人员和家属及对所有事都勉强为之等因素皆会增加跌倒的危险。

表5-1　有跌倒危险的几种疾病

疾病	损害的功能
痴呆症	中枢性作用
帕金森病、脑卒中、脊髓病、小脑退行性变、颈动脉窦过敏，周围神经性病、基底椎关节功能不全	神经运动性
白内障、青光眼、与年龄相关的黄斑退行性变	视力

续表

疾病	损害的功能
急性迷路炎，良性阵发性位置头晕，听力丧失	前庭
周围神经性病（如糖尿病所致），维生素 B_{12} 缺乏	本体感受
关节炎、足畸形、鸡眼	肌肉骨骼性
直立位性低血压，代谢性疾病（如甲状腺疾病），心肺疾病，其他急性病（如败血症）	系统性

表 5-2　有跌倒危险的药物

药物	机制
镇痛药（特别是阿片类药）	降低警觉或抑制中枢性作用
精神活性药（特别是抗抑郁药，长效苯二氮草类）	
抗高血压药（特别是血管扩张药）	减少大脑血液灌注量
抗心律失常药	
利尿药（特别是患者脱水时）	
氨基糖苷类药	引起直接前庭中毒
大剂量袢利尿药	
吩噻嗪	导致锥体外综合征

2）外在危险因素评估：①环境的评估，环境评估的内容包括环境是否危险和老年人对环境是否适应。光照不适宜、光滑的地板、松脱的地毯、床和家具高度不合适、过道有障碍物、卫浴设备太高或太低、无扶手装备等都会增加老年人跌倒的危险。住院或养老机构的老年人，对新环境不熟悉、病床不合适、无床档及床边呼叫器等都是导致其跌倒的危险因素。②预防跌倒的意识与行为，老年人有一定预防跌倒的意识，但在行为上有时会忽略。同时陪护人员跌倒防范意识，护理人员的配备、服务意识及态度，规章制度是否健全等都是需要评估的院内管理状况因素。

此外，跌倒史、营养状况、运动锻炼情况、日常生活能力等也是需要进行护理评估的重要内容。

（2）本次跌倒过程：询问老年人跌倒的时间、地点、方式（是绊倒、滑倒还是晕倒），以及跌倒时的活动状态；有无饮酒或服用可疑药物，有无头晕、头痛、心悸等先兆症状；跌倒后的精神和意识状态，有无受伤和大、小便失禁，能否站立。

（3）既往史：了解老年人既往有无跌倒及跌倒次数和情况；有无害怕跌倒的心理；有无引起跌倒的疾病及诊治情况。

2．身体状况　老年人跌倒后可并发多种损伤，如软组织损伤、骨折、关节脱位及内脏损伤等，可出现局部疼痛、肿胀及肢体功能障碍等。

体格检查要全面，首先要检查患者的生命体征和意识状态，判断生命体征、意识；细致地检查头部、胸部、腹部、脊柱、四肢及神经系统；重点检查着地部位和受伤部位。

3．心理-社会状况　有跌倒史的老年人，可能会产生跌倒后恐惧心理，往往因害怕再次跌倒而减少活动和外出，对老年人的身心产生负面影响，致使其生活质量下降。

4．辅助检查　根据需要行影像学和实验室检查，以明确跌倒造成的损伤和引起跌倒的疾病或潜在疾病。检查包括X线检查、磁共振（MR）检查、生命体征检查等。

（二）护理诊断

1. 疼痛　与跌倒后组织损伤有关。

2. 恐惧　与害怕再次跌倒有关。

3. 有受伤的危险　与跌倒有关。

4. 自理缺陷　与跌倒后损伤有关。

（三）护理措施

1. 跌倒的预防措施

（1）创造安全的环境：适合老年人居住的环境应是：室内采光适当；床的高度应在 40～60cm；选用防滑地砖，室内地面避免湿滑；走廊及厕所、浴室安装墙壁扶手（图 5-7），扶手高度与老年

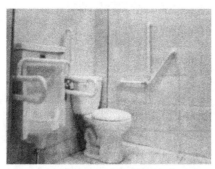

人腰部持平，长度约 50cm；浴室及厕所加装防滑垫、冲凉座椅等；家具简单稳固，储物柜高度适宜，柜中分隔层间距应按老年人放置物品的习惯和使用的频率设计；避免使用太深太厚的沙发，配备拐杖，卧室摆设固定简单，空调的吹风口尽量远离老年人经常坐的位置或床的位置，阳台照明灯开关安装在室内靠近门口处、尽量少放杂物；对于有跌倒风险的老年人室内和室外均需要做好安全标语的提示。

图 5-7　浴室安装墙壁扶手

（2）做好疾病的治疗和护理：对患有高血压、冠心病及直立性低血压的老年人，护理人员应帮助其分析发生跌倒的危险因素及发病的前驱症状，掌握发病规律以便做好预防措施。对患有脑血管疾病后遗症等导致平衡功能障碍者，应在医务人员的协助下评定其步态和平衡能力，并进行必要的功能训练。积极治疗帕金森病、认知障碍等神经或精神性疾病。对于患有骨关节肌肉疾病者，应在医师指导下进行功能锻炼以保持骨关节的灵活性，防止肌肉萎缩和骨质疏松。

（3）指导老年人合理用药：护理人员应把用药的注意事项向老年人及其家属做详细的解释，并按医嘱正确给药。对可能增加跌倒危险的药物，要核对并确认是否仍有使用的必要；尽可能限制同时使用多种药物，如镇静催眠药、抗精神病药和麻醉镇痛药的合用。

（4）适当的运动锻炼及合理的饮食：鼓励有跌倒风险的老年人坚持参加规律的、个体化的体育锻炼。老年人可预防性服用维生素 D 和钙剂。

（5）指导日常活动：行走时要先站稳再起步，转换体位时动作要慢，避免过度劳累，避免从事重体力活动和危险活动，外出要有人陪同。必要时可借助辅助器械如各种拐杖、轮椅、眼镜等。意识障碍者，床边加床档。反应迟钝者，睡前将便器放在床旁。

（6）指导合理的穿着：衣裤要舒适，尽量穿合身的衣服，选用防滑鞋。穿脱衣裤应该在凳子上坐稳后进行。

2. 跌倒后的处理

（1）老年人跌倒后的现场处理：发现老年人跌倒后不要急于扶起，要根据情况处理。①意识不清的老年人立即拨打急救电话。有外伤、出血的老年人，立即止血、包扎；有呕吐时，将头偏向一侧，并清理口、鼻腔呕吐物，保证呼吸通畅；发生抽搐时，移至平整地面或身体下垫软物，防止碰、擦伤，必要时，牙间可垫较硬物，防止舌咬伤，不要强力按压拉扯抽搐肢体，防止肌肉、骨骼损伤。如出现呼吸、心脏停搏，应立即进行心肺复苏等急救措施。②意识清楚的老年人需要询问老年人跌倒情况及其跌倒过程，如不能记起，可能为晕厥或脑血管意外，应立即护送医院诊

治或拨打急救电话，询问是否有剧烈头痛、手脚无力，观察是否有口角歪斜、言语不利等提示脑卒中的情况，若有此情况不能立即扶起患者，否则会加重患者脑出血或脑缺血症状。有外伤、出血的老年人，立即止血、包扎并护送至医院进一步处理；查看有无肢体疼痛、畸形、关节异常、肢体位置异常等提示骨折的情形，查看有无腰背部疼痛，双腿活动或感觉异常及大、小便失禁等提示腰椎损害情形，应立即拨打急救电话，如无相关专业知识，不要随便搬动患者，如需搬动，保持平稳，尽量平卧休息，保护老年人，避免损伤神经和血管；如老年人试图自行站起，可协助老年人缓慢起立，坐、卧休息并观察，确认无碍后方可离开；老年人发生跌倒均应在他人陪同下到医院诊治。

（2）跌倒后自行起身的正确方法：背部先着地的老年人应弯曲双腿，挪动臀部到放有毯子或垫子的椅子或床铺旁，然后使自己较舒适地平躺，盖好毯子，保持体温，如可能要向他人寻求帮助，休息片刻，等体力准备充分后，尽力使自己向椅子的方向翻转身体，使自己变成俯卧位，双手支撑地面，抬起臀部，弯曲膝关节，然后尽力使自己面向椅子跪立，双手扶住椅面。以椅子为支撑，尽力站起来。应尽早打电话寻求帮助。

3. 健康教育　帮助老年人提高防跌倒意识，向老年人讲解预防跌倒的知识。对全体医护人员进行防范跌倒教育，严格医护人员查房和巡视制度，及时评估老年人是否存在跌倒的危险因素，合理安排陪护，开展医护人员安全技能训练等。

第 5 节　老年人的性需求与性生活卫生

案例 5-6

吴爷爷，62 岁，已婚。家庭成员：妻子，66 岁，身体素健。吴爷爷因前列腺炎到泌尿科就诊。问诊中医生了解到近 3 个月吴爷爷停止了性生活。体检发现收缩压 160mmHg，舒张压 90mmHg。既往无高血压病史。经泌尿科医师诊治后，医师嘱吴爷爷再对高血压做相关诊治。

问题：1. 影响吴爷爷性生活的因素有哪些？
　　　　2. 护理评估还应了解哪些方面的问题？

马斯洛的基本需要层次论指出性属于人们的基本需要，其重要性与空气、食物相当，而且人们还可通过性活动而满足其爱与被爱、尊重与被尊重等较高层次的需要。性不仅是日常生活的一部分，也常反映出个体间的关系，正常的性生活对老年人的身心健康和家庭和谐都是非常有益的。维持正常的老年性生活是保证其生活质量的重要内容。因此，护理人员应对性有正确的观念及态度，并了解老年人的性需求及影响因素，以协助其提高性生活质量。

一、老年人的性需求

正因为性是人类的基本需求，适度和谐的性生活对老年人的身心健康是非常有益的，而且这种好处是日常生活中其他方式所不能取代的。据调查，70%的男性在 70 岁以前依然享受规律的性生活。男性如果积极锻炼身体，保持健康，即使到 70～80 岁照样可以维持快乐的性生活。性生活美满的老年人大多生活愉快、积极、乐观向上，生活中矛盾少，夫妻相依相伴，健康长寿。反之，没有或者少有和谐性生活的夫妻，生活中矛盾多，问题多。据统计，丧偶独居老年人平均寿命要比有偶同居者少 7～8 年，虽有子女在旁，但两代人毕竟有思想差距，在许多事中子女无法代替伴侣，孤独感仍十分明显。性生活会使老年夫妻双方更多地交流感情，产生相依为命的感觉，使晚年的生活变得丰富，从而有效地减少孤独、寂寞、空虚等影响寿命的不良情绪。进入老年后，从生理上夫妻的性欲、性交频度下降，而在性生活中，大脑发挥着极大的作用，对维持脑健康、防止脑老化及全身健康有着重要意义，因此需要我们给予老年人在性方面的健康教育。

二、老年人性生活现状

"美国退休者协会" 2004 年的一项调查发现，性生活仍然是美国老年人生活中的重要内容。一半以上的老年人表示他们对自己的性生活感到满意。在 75 岁以上的老年人中，64%的男性仍然认为老伴的身体"有吸引力"，58%的男性还有性伴侣。57%的同龄女性仍对伴侣的身体充满好感，其中 21%的人仍有性生活。

我国有关老年人性生活方面的调查极少。在我国传统文化氛围下，相当一部分人认为老年人有性需求是不正常的。乡村老年人的未婚率、丧偶率甚至离婚率都高于城镇。由于老年人再婚所遭受的社会舆论的压力，及其子女对老年人赡养、财产分配等问题的顾虑，许多丧偶老年人不得不孤独终老。不仅如此，我国农村老年人分居现象极为普遍，有的老年人虽然有配偶，但分别随不同的子女生活，平时很少有机会在一起，难以过正常的夫妻性生活。老年人情感、性爱的渴望，容易被社会或自身忽略，老年人客观存在的性需求得不到人们的正视。久而久之，连老年人自己都觉得有性需求是不应该的。特别是一些丧偶、离婚等独居老年人，无法通过正常的交友或婚姻的途径满足生理和心理需求。

三、性生活影响因素

老年人不能享受完美的性生活，其原因主要有以下几方面。

1. 老年人对性认识的愚昧　我们国家由于传统观念的影响，大多老年人不敢公开谈论性问题，尤其是老年女性不会在性方面采取主动，习惯于被动接受，有时有意抑制自己的性需求。相当一部分人认为老年人主动要求性生活的满足是不恰当的或不好的行为。

2. 老年人性知识的局限　许多老年人把性交看作是主要的性生活，其实，健康的性生活包括许多方式，性生活有性交型和性接触型两种类型。对于老年人来说，往往只需要一些浅层的性接触就可以获得满足感，如彼此之间的抚摸、接吻、拥抱等相对温和的情感表达方式甚至可以代替性交。

3. 生理功能衰退　随着年龄的增长，机体各系统功能有所衰退，老年人性能力也逐渐减弱。男性表现为阴茎萎软、勃起不坚、性欲下降；女性则表现为外阴、生殖道萎缩，阴道分泌物减少，性交不适，表现出性冷淡。此外，老年人的一些外观上的变化也会使其性兴趣减少，对性生活丧失信心。如头发变白，脱落，面部皮肤皱纹、老年斑，身体发胖变形，牙齿脱落。女性乳房下垂等，这些变化会直接影响老年人性心理，间接引起老年人性行为减少或缺失。

4. 疾病对性生活的影响　老年人患慢性病比较多，如冠心病、糖尿病、高血压、肺源性心脏病、慢性支气管炎、前列腺疾病等，这些慢性病的存在给老年人的日常生活带来很大影响。因此，直接或间接地影响了老年人的性生活。患病老年人或其配偶认为性生活会因全身激动而加重病情，更有一些心肌梗死、高血压老年患者会担心因激烈的性生活导致猝死。但研究表明，在性交时或性交后的心源性死亡是极少见的。相反，适度的性生活可使身心放松，对疾病是有利的。另外，疾病可导致性生活不适感。如女性老年糖尿病患者常因阴道感染导致不适或疼痛，男性老年患者则可能导致勃起功能障碍，但其性欲不受影响；慢性阻塞性肺炎等呼吸道疾病则会使老年人因呼吸困难而影响正常的性生活；老年关节炎患者则因肢体活动不便，前列腺增生的老年患者常害怕逆向射精，阴道炎、前列腺炎等病变都使老年人身体疼痛不适、情绪沮丧而不能或不愿意进行正常性生活。

5. 药物对性生活的影响　能够影响性生活的药物有许多，如治疗高血压的利舍平、治疗心脏病的普萘洛尔、镇静药氯丙嗪及部分抗精神病药等。

6. 家庭成员对性生活的影响

（1）老年夫妻之间相互影响：即夫妻之间的性欲是否一致，对性的满意度如何，对性的需求等。毕竟性活动是由夫妻双方共同完成的，夫妻中如有一方忙于孩子、家务、事业工作而忽视性生活，无暇顾及对方的心理感受，很少关注对方的性需求，很少向对方表示性爱，时间久了给对方造成心理伤害，必然影响夫妻之间的感情，甚至因性生活不和谐而导致婚姻破裂。从生理角度来讲，女性比男性衰老快一些，尤其是绝经后更为明显，女性会缺乏性生活的信心，而对方又不能很好地理解或沟通，容易造成性生活的不和谐。老年男性则常担心自己阳痿、早泄而影响对方的性满足，因而对性生活产生畏惧，这种担心更容易引起勃起障碍。此时，如果对方不理解或不予以鼓励支持，性生活只会彻底失败，其后果很可能就是婚姻的解体。

（2）家庭中其他成员的影响：家人的知识、认识、态度也会极大地影响老年人性生活。由于家人的传统观念或文化层次高低不同，对老年人性生活的态度不同，有的家人能够认识到性生活也是老年人生活的主要内容，必不可少，所以非常理解和支持老年人的性生活，并为之创造有利环境和条件。有的则毫不顾忌老年人的性需求和性心理，特别是患病而丧失自理能力的老年人。还有的子女出于不同的原因将老年人双方分隔两地，使其长期过着分居生活，甚至和小辈合居一起而没有自己的私人空间。更有的子女完全不顾老年人的感受，在老年人丧偶之后，为了自己所谓名声，更重要的原因是不愿意多赡养一位老人或是担心老人遗产损失等而剥夺其寻找配偶的权利。因此，目前寡居或鳏居老年人的性需求是目前老年护理中的一大难题。

7. 居住环境对性生活的影响　由于家庭条件有限，有的老年人没有自己的独居房屋。也有的老年人居住在社会福利机构，但有些福利机构的房间设计就如同学生宿舍一样，几乎全是单人床，生活设施简单，房间布置单调，缺乏应有的生活气息。衣服常是男女同样，即使夫妻之间也是分床而睡，说明这些老年福利机构有关人员缺乏对老年人性生活的认识。

四、老年人性生活的评估

虽然在文献中不难找到各种理想的性定义，但由于人们身心、社会文化的影响，性对每个人可能产生不同的意义。因此，在评估及处理性问题时需注意个体差异。

（一）评估的内容及方法

1. 收集病史及客观资料　在评估中需了解老年人的一般资料，性认知、性态度、性别角色及自我概念，以及其婚姻状况、宗教信仰、疾病史、性生活史，还应包含性生活现状，如性欲、性频率、性的满意度、性行为成功次数等。最后还要了解老年人对治疗或咨询的期望，以免其出现过高的期望或错误的期待。配偶或性伴侣的评估对问题处理的成败有着不可忽略的重要性，因此，也应作为评估的重要组成部分，具体包括配偶或性伴侣的一般资料、性认知、性态度、性别角色、自我概念及其对性生活的期望及配合度等。

2．身体检查　可通过相应检查来协助确认老年人的性生活是否存在问题。常见的检查有：阴茎膨胀硬度测验、海绵体内药物注射测试、神经传导检查、阴茎动脉功能检查等。

（二）护理人员的态度

评估者应具备丰富的专业知识，了解不同的社会文化和宗教信仰，能坦然、客观地面对性问题，能够体谅和尊重老年人，获得老年人的信任，正确看待老年性问题并保护其隐私。用专业的态度来协助老年人，用专业的性知识来分析问题，给老年人正确的性指导或性问题的处理。

（三）性问题评估的注意事项

1．认真倾听　护理人员必须仔细并具有专业的敏感度，同时应尊重老年人的隐私权。一般而言，老年人多不会主动地表达自身性问题方面的困扰，有些会从睡眠情形不佳如失眠，或表现出焦虑不安的现象等问题谈起；有些则习惯从"别人"的问题谈起；有些则用较含蓄的言语来沟通，如"在一起""那事儿"等。这时护理人员就需要有相应的"倾听"与"沟通"的技巧。

2．正确看待　在评估中，若遇到老年人几乎没有性生活或频率异常等问题时，一定不要面露惊讶或做草率的判断。性活动本身就是千变万化的，更无需用频率的高低来衡量老年人的性生活是否正常，而性器官的大小也与性的满足无关。

3．恰当处理　护理人员需具有正确的专业知识、专业态度和沟通技巧才能发现问题。在确认问题的性质后，还应评估自己是否有能力处理，是否需要转介给其他的专业人员，如性治疗师、婚姻咨询家等。

五、老年性生活护理与保健

性生活的满足对人的身心健康很有好处，和谐美满的性生活不仅是年轻人的专利，也是老年人生活的重要内容。

1．老年性教育　老年护理人员应对老年人及其配偶、照顾者进行有针对性的性健康教育，帮助其树立正确的性观念，相关人士应正视老年人的性需求。改变传统观念、学习性知识，鼓励老年人大胆享受性生活的乐趣。作为老年护理人员，应担负起责任，为老年人创造享受性生活的条件。例如，引导老年人思想开放，敢于向自己的配偶示爱。

2．夫妻性和谐　伴侣双方应进行很好的沟通，彼此之间坦诚、信任、互相理解、关系融洽是夫妻性和谐的基础。因此，老年人要注重培养夫妻感情，恩爱相处，性生活中多体贴、多沟通、多鼓励。在外表上也要注重修饰打扮，给彼此保持一定的吸引力，尽量做到人老心不老。

3．营造性环境　老年人房间应舒适、温暖、隐蔽私密，房内设施要美观而人性化，有利于引起性幻想。给老年人性生活提供充足的时间，一般以休息后过性生活比较合适。有研究表明男性激素分泌在清晨时最高，此时最适宜过性生活。而女性则选择在安静、舒适尤其是心情舒畅时在配偶的引导下进行。

4．性卫生指导　老年人要想享有健康的性生活，就必须懂得相关性卫生知识，性卫生指导主要包括性生活频度的调适、性器官的清洁及性生活安全。其中性生活的频度取决于夫妻双方的身体健康状况、文化修养、生活习惯、夫妻关系融洽程度等，因而没有统一标准或固定界限。一般以性生活后不感到疲劳且精神愉快为好。性器官的清洁卫生在性卫生中十分重要，夫妻双方在性生活前和性生活后都要认真清洗外阴。男女双方要重视个人卫生，常洗澡，常更换内衣内裤，每天除洗脸、洗脚外，最好养成用温水清洗外阴的习惯。否则，不洁的性生活会导致双方生殖系统的感染。另外，老年人应该享受安全美好的性生活，注重自身的道德修养，杜绝不道德的性行为。

5. 患病老年人如何享受美好性生活

（1）患有心脏病的老年人：应充分了解心脏病的特性及病情的轻重程度，在心功能允许的情况下进行性生活。可由一般的心率监测决定患者是否能够承受性交的活动量（相当于爬楼梯达到心率 174 次/分的程度），除此还可以从其他方面减轻心脏负担。例如，在进行性生活之前应有足够的休息，过量活动或劳累后不可进行性生活，饮酒或饱餐后也不可进行性生活，为了确保安全，心脏病老年患者最好在性生活前 15～30 分钟服用硝酸甘油以达到预防的目的。

（2）呼吸功能不全的老年人：在性活动中应学会应用呼吸技巧以提高氧气的摄入和利用，平日可利用上下楼梯来练习，活动时吐气，静止时吸气。时间上可选择使用蒸汽吸入治疗后，以提高老年人的安全感。

（3）患有前列腺疾病的老年人：应告知逆向射精是无害的，不必恐惧。

（4）患糖尿病、关节炎等的老年人：可通过用药来改善性交时的疼痛不适感，或在事前 30 分钟泡热水澡，可使关节肌肉达到放松舒适的状态，尽量提高性生活的质量。

（5）老年女性停经后由于雌激素水平下降而导致阴道黏膜较干燥，可使用润滑剂来进行改善。

健康的性生活包括以许多不同的方式来表达爱与关怀，而不只是性交而已。有时一些浅层的性接触也可以获得性满足，如彼此之间的抚摩、接吻、拥抱等。相对于年轻人来说，老年人的性生活更注重其相互安慰、相互照顾等精神方面的属性。

小　结

本章主要介绍了老年人的日常生活护理，其中包括日常生活及环境护理、清洁与舒适的护理、营养与排泄的护理、休息与活动的护理、性需求与性生活卫生的护理等日常生活的方方面面。做好这些护理是老年护理人员的基本任务，也是重要任务。通过对老年人基本生活自理状态、老年人社会适应状态、老年人社会角色功能状态等的分析，针对性地给予有效护理。

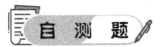
自 测 题

选择题

A_1/A_2 型题

1. 对老年人进行功能状态评估的注意事项不包括（　　）

A. 一般原则

B. 以患者讲述内容为主

C. 注意客观评价

D. 避免主观判断引致偏差

E. 避免霍桑效应

2. 如果想了解老年人最基本的生活能力，如进食、穿衣应选择下列哪个表（　　）

A. Katz 日常生活功能指数评价量表

B. Lawton 功能性日常生活能力量表

C. 功能活动调查表（FAQ）

D. ADL 量表

E. 巴氏分级法

3. 关于老年人的营养需求，错误的是（　　）

A. 糖类供给能量应占总热能的 55%～65%

B. 蛋白质的摄入应该是优质、少量

C. 尽量减少不饱和脂肪酸的摄入

D. 60 岁以后热能的供应较年轻时减少 20%

E. 优质蛋白应占摄取蛋白质总量的 50% 以上

4. 老年人的营养需求中，糖类供给能量应占总热量的（　　）

A. 35%～45%　　　　B. 45%～55%

C. 55%～65%　　　　D. 65%～75%

E. 75%～85%

5. 老年人的营养需求中，脂肪供给能量应占总热量的（　　）

A. 10%～20%　　　　B. 20%～25%

C. 30%～40%　　　　D. 40%～50%

E. 50%～60%

6. 老年人早、中、晚三餐食量的比例最好为（　　）

A. 20%、30%、50%

B. 25%、35%、40%

C. 30%、30%、40%

D. 30%、40%、30%

E. 40%、30%、30%

7. 老年人的饮食原则不包括（　　）

A. 食物种类多样化、合理搭配

B. 食物温度适宜

C. 科学地安排每日膳食，用餐量分配合理

D. 养成良好饮食习惯

E. 多选用保健食品或膳食补充剂

8. 关于老年人排泄的护理，正确的是（　　）

A. 为减少夜尿，白天尽可能减少喝水

B. 指导老年人按时排便，养成早晨排便的习惯

C. 护理过程中不用考虑患者的隐私

D. 夜尿较多的患者，夜间可采用床边排尿，防意外

E. 有心血管疾病的老年人排便后服用硝酸甘油

9. 为大、小便失禁的老年人进行护理时，（　　）

措施不正确的是（　　）

A. 提供容易消化、吸收，少渣少油的食物

B. 对大便失禁的老年人，应注意保护肛周皮肤的干燥

C. 用温水清洗会阴部皮肤，保持清洁干燥

D. 掌握排尿规律，每隔 2～3 小时给便器一次

E. 全天都应多饮水，促进排尿反射，预防泌尿系感染

10. 老年便秘患者的饮食护理措施中不合理的是（　　）

A. 清晨空腹饮一杯温开水

B. 食用精制面粉和糖

C. 选用小米、薯类、玉米等杂粮

D. 食用富含油脂的食物

E. 清晨空腹饮一杯蜂蜜水

11. 尿失禁的预防措施不包括（　　）

A. 消除引起尿失禁的疾病及诱发因素

B. 强化盆底肌训练

C. 强化背部肌肉训练

D. 间歇性导尿

E. 强化腹部肌肉训练

12. 老年人适宜的居室温度应为（　　）

A. 18～20℃　　　　B. 20～25℃

C. 22～24℃　　　　D. 24～26℃

E. 26～28℃

13. 老年人皮肤瘙痒最常见的原因是（　　）

A. 皮肤干燥　　　　B. 皮肤感染

C. 慢性肾衰竭　　　D. 高血压

E. 药物过敏

14. 老年人冬季皮肤瘙痒，护理措施不妥的是（　　）

A. 居室温度以 18～22℃，湿度 50% 左右为宜

B. 内衣应选择纯棉制品，避免化纤制品

C. 洗澡水温选择 50℃ 左右并用碱性浴液

D. 冬季洗澡次数最好每周 1～2 次

E. 皮肤瘙痒的治疗原则是润肤止痒

15. 老年人的服装选择，首先必须考虑（　　）

A. 实用性　　　B. 经济性

C. 干净　　　D. 款式不可过于花俏

E. 社会性

16. 老年人衣着布料首选（　　）

A. 毛料　　　B. 麻料

C. 尼龙　　　D. 棉织品

E. 丝绸

17. 为了改善睡眠质量，老年人睡前应注意（　　）

A. 加餐　　　B. 多饮水

C. 加强活动　　　D. 阅读兴奋书籍

E. 用热水泡脚

18. 在观察老年人的运动强度时，最简单方便的监测指标是（　　）

A. 血压　　　B. 呼吸

C. 心率　　　D. 肾上腺素水平

E. 心排血量

19. 老年人运动后的心率在多久以上才能恢复者，表明活动强度太大（　　）

A. 5 分钟　　　B. 10 分钟

C. 15 分钟　　　D. 20 分钟

E. 25 分钟

20. 不适合老年人运动的项目有（　　）

A. 步行　　　B. 游泳

C. 足球　　　D. 打太极拳

E. 慢跑

21. 关于跌倒的预防，不包括（　　）

A. 转换体位的速度要慢

B. 平衡功能差的老年人要使用助步器

C. 居室地面应平整光滑

D. 合理用药

E. 不过量饮酒

22. 老年人常出现的安全问题有（　　）

A. 跌倒　　　B. 坠床

C. 烫伤　　　D. 呛

E. 以上情况都有可能发生

23. 关于老年人休息与睡眠正确的是（　　）

A. 按时休息以保证足够的睡眠时间

B. 老年人累了就休息，睡觉才是休息

C. 夜间睡眠欠佳者，白天补足睡眠

D. 睡前可安排适当活动以促进睡眠

E. 睡前可听音乐和喝茶

24. 促进老年人睡眠的措施不妥的一项是（　　）

A. 室内温度为 20～24℃

B. 睡前用热水泡脚

C. 晚餐不宜过饱

D. 睡前适当听音乐放松

E. 每晚服用地西泮

A_2 型题

25. 孙大爷，64 岁。患良性前列腺增生，有进行性排尿困难 1 年多。解除尿潴留的首选方法是（　　）

A. 按摩腹部

B. 插导尿管

C. 针刺诱导

D. 听流水声

E. 耻骨上膀胱造口

26. 张奶奶，67 岁。3 天未排便，目前应采取的措施是（　　）

A. 增大运动量

B. 延长活动时间

C. 立即医院就医

D. 空腹饮水 500ml

E. 自右向左按摩腹部

27. 李爷爷，66 岁。经常参加排球运动，他运动后最宜心率是（　　）

A. 保持在 60～100 次/分

B. 不超过 104 次/分

C. 不超过 115 次/分

D. 不超过 125 次/分

E. 不超过 135 次/分

28. 李奶奶，65 岁。丧偶，儿女均在国外，现独居于家，近日因跌倒致股骨颈骨折卧床，特别思念儿女，有自怜和无助的表述。不正确的护理方法是（　　）

A. 主动关心李奶奶

B. 鼓励李奶奶利用现代通信与子女沟通

C. 左邻右舍多探视

D. 志愿者提供服务

E. 送李奶奶进疗养院

29. 王奶奶，71 岁。早晨上台阶时，摔倒在地（臀部着地），不能站立和行走，自感局部剧痛，神志尚清楚，家人随即将其送往医院。老人平素视力不好，最近未服用药物，患颈椎病 5 年，曾跌倒过 1 次。王奶奶跌倒的因素最不可能的是（　　）

A. 既往跌倒史　　　B. 台阶过高

C. 颈椎病　　　　　D. 用药不当

E. 视力差

30. 患者，女，67 岁。3 天未排便，目前应采用的措施是（　　）

A. 增大运动量

B. 延长活动时间

C. 立即医院就医

D. 空腹饮水 500ml

E. 自右向左按摩腹部

（李　健　于辰龙）

第6章　老年人的安全用药与护理

随着年龄的增长，老年人机体各组织器官及生理功能会逐渐出现退行性改变，导致机体患病率增加，进而使老年人在保健及治疗中发生药物不良反应的概率增加，并且老年人药物不良反应的特点是发生率高、程度和后果较严重，因此，老年人药物不良反应危害更应受到人们重视。本章将阐述老年人与药物的作用关系，以及老年人安全用药的指导。

案例 6-1

张某，男，71 岁。确诊高血压 10 年，糖尿病 4 年，前列腺增生 1 年。定期服用贝那普利、螺内酯降压，血压波动在 120～140/85～95mmHg，服用格列齐特降血糖，血糖波动在 6.5～8mmol/L。3 天前回乡省亲，自己改服螺内酯为氢氯噻嗪联合贝那普利降压。1 天前出现烦躁、多尿，并逐渐出现反应迟钝，1 小时前出现呼之不应。

问题： 1. 患者可能的药物不良反应是什么？
　　　　 2. 应如何对患者加强安全用药指导？

第1节　老年人的药物代谢和药效学特点

在全世界每年都有一些人不是死于自然疾病而是死于不合理用药，特别是老年人，老年人由于各器官功能的衰退，机体对药物的代谢和反应会发生相应改变。在临床工作中，应注意评估老年人药物代谢和药效学的特点，为指导临床合理用药提供重要信息。

一、老年人药物代谢特点

药物代谢动力学（pharmacokinetics），简称药动学，是研究机体对药物处置的科学，即是研究药物在体内的吸收、分布、代谢和排泄过程及药物浓度随时间变化规律的科学，其目的就是要揭示药物在其体内的动态变化规律性。掌握了这一规律性，一方面有助于了解药效或毒性产生和发展的规律性，阐明药效或毒性产生的物质基础及其靶器官，进而指导临床制定合理有效的给药方案，提高用药的安全性和合理性；另一方面可以为新药的开发研究提供重要的线索，并为新药的评价提供重要的依据。

老年药物代谢动力学改变的特点为：药物代谢动力学过程减慢，绝大多数药物的被动转运吸收不变而主动转运吸收减少，药物代谢能力减弱，药物排泄功能降低，血药浓度升高。

（一）药物的吸收

药物的吸收是指药物从给药部位转运至血液的过程。口服给药是最常用的给药途径，随着老年人年龄的增长，胃肠道的功能及组织结构均发生不同程度的退化，会影响对药物的吸收，影响老年人胃肠道药物吸收的因素有以下几方面。

1. 胃酸分泌减少　老年人胃黏膜萎缩，胃壁细胞功能下降，胃酸分泌减少，胃壁细胞功能下降，胃液 pH 升高，可影响药物离子化程度。如弱酸性药物阿司匹林在正常胃酸情况下，在胃内不易解离，吸收良好；当胃酸缺乏时，其离子化程度增大，使药物在胃中吸收减少，影响药物效果。

2. 胃排空速度减慢　老年人胃肌萎缩，胃蠕动减慢，使胃排空速度减慢，延迟药物到达的时间。因此，药物的吸收延缓、速率降低，有效血药浓度到达的时间推迟，特别对在小肠的药物或肠溶片有较大的影响作用。

3. 胃肠道和肝血流减少 胃肠道和肝血流量随年龄增长而减少。胃肠道血流量减少可影响药物吸收速率，故老年人对奎尼丁、氢氯噻嗪的吸收可能减少。肝血流量减少，使药物首关效应减弱，对有些主要经肝脏氧化灭活的药物，如普萘洛尔等的消除减慢，血药浓度升高。

4. 肠肌张力增加和活动减少 老年人肠蠕动减慢，肠内容物在肠道内停留时间延长，药物与肠道表面接触时间增加，使药物吸收增加，但胃排空延迟、胆汁和消化酶分泌减少等因素都可影响药物的吸收。

（二）药物的分布

药物的分布是指药物吸收进入体循环后向各组织器官及体液转运的过程。药物的分布不仅与药物的贮存、蓄积及清除有关系，而且影响药物的效应。影响药物在体内分布的主要因素包括机体的组成成分、药物与血浆蛋白的结合能力及药物与组织的结合能力等。

1. 机体组成成分的改变 ①老年人细胞内液减少，使机体总水量减少，故水溶性药物乙醇等的分布容积减小，血药浓度增加；②老年人脂肪组织逐渐增加，非脂肪组织逐渐减少，所以脂溶性药物在老年人组织中分布容积增大，药物作用较久，半衰期延长；③老年人血浆蛋白含量减少，使与血浆蛋白结合率高的游离型药物增高，分布容积加大，药效增强，易引起不良反应，因此，老年人使用华法林应减少剂量。

2. 药物与血浆蛋白的结合能力改变 老年人由于脏器功能衰退，同时患有多种疾病，需要服用两种或两种以上的药物。由于不同药物对血浆蛋白结合具有竞争性置换作用，从而改变其他游离型药物的持续时间和作用强度。如保泰松和水杨酸可取代甲苯磺丁脲与蛋白的结合，使甲苯磺丁脲在常用剂量下可因游离型药物浓度增高而导致低血糖。

（三）药物的代谢

药物的代谢是指药物在体内多种药物代谢酶（尤其肝药酶）的作用下，化学结构发生改变的过程，又称生物转化，药物的生物转化与排泄称为消除。

肝脏是药物代谢主要器官。老年人肝血流量和细胞量比成年人降低 40%～65%。肝微粒体酶系统活性也随之下降，肝脏代谢速度只有成年人的 65%。因此，药物代谢减慢，半衰期延长，易造成某些主要经肝代谢的药物蓄积，不良反应增加。如利多卡因、苯巴比妥、普萘洛尔、氯丙嗪等。所以，老年人用药时应适当减少剂量，相应延长用药间隔时间，特别是已经患有肝病的老年人，用药时更应根据肝功能情况来调节用药剂量和给药时间的间隔。

知识链接 血药浓度的监测

老年人肝代谢药物的能力改变不能采用一般的肝功能检查来预测，因为肝功能正常不一定说明肝代谢药物的能力正常。一般认为，血药浓度可反映药物作用强度，血浆半衰期可作为预测药物作用和用药剂量的指征。但是还应注意血浆半衰期并不能完全反映出药物代谢、消除过程和药物作用时间。如米诺地尔作为长效抗高血压药，其血浆半衰期为 4.2 小时，但降压效果可持续 3～4 天。这是因为药物与血管平滑肌结合，使其作用持续时间远远超过根据血浆半衰期所预测的时间。

（四）药物的排泄

药物的排泄是指药物在老年人体内经吸收、分布、代谢后，最后以药物原形或其他代谢物的形式通过排泄器官或分泌器官排出体外的过程。

肾脏是大多数药物排泄的重要器官。老年人肾功能减退，包括肾小球滤过率降低、肾小管的主动分泌功能和重吸收功能降低。这些因素均可导致主要由肾以原形排出体外的药物（如华法林、吗啡、地西泮和左旋多巴等）蓄积，表现为药物排泄时间延长，清除率降低。

二、老年人药效学特点

药物效应动力学（pharmacodynamics），简称药效学，是研究药物对机体的作用及作用机制的科学。老年药物效应动力学改变是指机体效应器官对药物的反应随老化而发生的改变。老年药效学改变的特点包括：对大多数药物的敏感性增高、作用增强，对少数药物的敏感性降低，药物不良反应发生率增加，药物耐受性下降。

（一）对大多数药物敏感性增高、作用增强

1. 对中枢抑制药物敏感性增强　因老年人神经系统功能减退，脑细胞数量、脑血流量和脑代谢均降低，因此，对中枢抑制药很敏感，特别是在老年人发热、缺氧时更为敏感。如镇静催眠药、抗精神病药、抗抑郁药、镇痛药等在血药浓度与成年人相似的情况下，老年人容易出现精神运动障碍等不良反应。老年人的神经系统对麻醉性镇痛药高度敏感，较小剂量即可缓解疼痛，而使用成年人的常用剂量时，可产生过度镇静，出现呼吸抑制和意识模糊。所以，当老年人出现精神紊乱症状时，首先要排除是否由于药物作用于中枢神经系统所致。

2. 使影响内环境稳定的药物作用增强　老年人内环境调节能力降低，使影响内环境稳定的药物作用增强。

（1）血压调节功能不全，易引起直立性低血压：老年人压力感受器反应能力降低，心脏本身和自主神经系统反应障碍，血压调节功能不全，致使抗高血压药的作用变得复杂化，很多药物在老年人比成年人更容易引起直立性低血压，以利尿药和抗高血压药最为明显。

（2）体温调节能力降低，应用氯丙嗪等药易引起体温下降：由于老年人体温调节功能降低应用氯丙嗪、地西泮、巴比妥、三环类抗抑郁药等时，易引起体温下降。

3. 对肝素及口服抗凝血药敏感性增强　老年人肝脏合成凝血因子的能力减退；通过饮食摄入维生素 K 减少，或者维生素 K 在胃肠道吸收减少，使维生素 K 缺乏；老年人血管变性，止血反应减弱，故对口服抗凝血药华法林和肝素的作用比年轻人敏感，易产生出血并发症。

4. 对肾上腺素敏感性增加　小剂量肾上腺素对年轻人并不能引起肾血管明显收缩，而同样剂量的肾上腺素却可以使老年人肾血流量降低 50%～60%，肾血管阻力增加 2 倍以上，影响肾功能。

5. 对耳毒性药物敏感性增加　老年人对耳毒性药物如氨基糖苷类抗生素、依他尼酸等很敏感，易引起听力的损害。

6. 药物变态反应发生率增加　老年人免疫功能降低，可使药物变态反应发生率增加。

（二）对少数药物敏感性降低、反应减弱

老年人对 β 肾上腺素能受体激动药及阻滞药的反应均减弱。老年人心脏 β 受体数目减少及亲和力下降，对 β 肾上腺素能受体激动药异丙肾上腺素的敏感性降低，使用同等剂量的异丙肾上腺素时，其加速心率的反应比年轻人弱；β 受体阻滞药普萘洛尔的减慢心率作用也会减弱；对阿托品的增加心率作用减弱，年轻人使用阿托品后，心率可增加 20～25 次/分，而老年人仅增加 4～5 次/分，其原因可能是与老年人迷走神经对心脏功能的调节作用减弱有关。

（三）对药物耐受性降低

1. 多药联用耐受性明显下降　老年人单用或少数药物合用时，耐受性比多药合用为好。如利尿药、镇静催眠药单用时，耐受性良好，能发挥较好的治疗效果；若合用则耐受性下降，易出

现直立性低血压。故应尽可能减少药物联用，若需联用则应注意调整用药剂量。

2．对易引起缺氧的药物耐受性差　因为老年人循环系统、呼吸系统功能降低，应尽量避免使用这类药物。如服哌替啶对呼吸有抑制作用，禁用于患有慢性阻塞性肺气肿、支气管哮喘等的患者，慎用于老年患者。

3．对排泄慢或易引起电解质失调的药物耐受性下降　老年人由于酸碱代偿能力和肾调节功能较差，导致机体对排泄慢或易引起电解质失调的药物的耐受性下降，故使用剂量宜小，间隔时间宜长，还应注意检查药物的肌酐清除率。

4．对肝脏有损害的药物耐受性下降　老年人肝功能下降，对肝有损害的药物，如利舍平耐受力下降，慎用于老年患者。

5．对胰岛素和葡萄糖耐受力降低　老年人由于大脑耐受低血糖的能力较差，易发生低血糖昏迷。在使用胰岛素过程中，应注意识别低血糖的症状。

第2节　老年人安全用药原则

合理用药是指根据疾病种类、患者状况和药理学理论选择最佳的药物及其制剂，制定或调整给药方案，以期有效、安全、经济地预防和治愈疾病。老年人由于各器官贮备功能及身体内环境稳定性随年龄增长而衰退，对药物的耐受性逐渐下降。据有关资料统计，在41～50岁的患者中，药物不良反应的发生率是12%，80岁以上的患者中则上升至25%。为了确保老年人准确、安全、有效地用药，应严格把握老年人的用药原则，指导老年人及其家属安全用药。

一、选 药 原 则

（一）明确先后

1．先明确诊断，后用药　用药前必须了解老年人的健康史、既往用药史及目前用药情况，仔细分析老年人机体的异常情况，是由老化引起还是病理损害所致，然后做出正确诊断，根据用药指征选择疗效肯定、不良反应尽可能小的药物。

2．先非药物疗法，后药物疗法　俗话说："是药三分毒"。因此老年人治疗疾病时应首选物理疗法、饮食疗法、针灸及心理疗法等非药物的治疗方法，如老年人便秘，除急症和器质性病变外，一般先指导其进食含纤维素丰富的食物，适量活动、按摩腹肌等，尽可能不用药。

3．先老药，后新药　老年人选药时首选临床多年使用过并且作用缓和的药物，不良反应明确，安全系数较高，避免使用新药。因此老年人一般不参与新药的临床预试验，有可能会出现无法估计的不良反应。

4．先外用药，后内服药　为了减少对老年人机体的毒害作用，能用外用药治疗的疾病，最好外用药物治疗，如皮肤病、扭伤等。

5．先内服药，后注射药　老年人心、肝、肾等器官功能减退，为安全起见，能用内服药使疾病缓解时，最好不用注射药。

6．先中药，后西药　中药绝大多数属于天然药物，一般不良反应低于化学药物，对老年人来说相对更安全。

（二）合理选择

1．慎用或尽可能不用敏感的药物　老年人应避免使用特别敏感的药物，如苯二氮䓬类、巴比妥类镇静催眠药，抗高血压药中的胍乙啶，非甾体类解热镇痛药如吲哚美辛，抗生素中的四环素、链霉素、庆大霉素等。

2. 不滥用维生素、抗生素、糖皮质激素、滋补药或抗衰老药　严格掌握老年人应用维生素的适应证，注意维生素与其他药物之间的相互作用。抗生素长时间使用可导致耐药性、菌群失调，而且抗生素和糖皮质激素都可能使抵抗力下降。滋补药应该在专业医生的指导下，根据老年人的健康状态和病情，按照辨证施补、合理配伍的原则科学地选用滋补药、保健药，遵循缺什么补什么，能食补不药补的原则，切勿有钱乱买、乱用补品。

3. 忌乱用秘方、偏方、验方　那些未经验证的秘方偏方等，经常会延误病情甚至导致酸中毒等不良后果。

4. 忌长期用一种药　长期使用一种药，不仅容易产生耐药性，使药效降低，而且还会产生对药物的依赖性，甚至成瘾。

二、用药原则

（一）受益原则

在选择药物时首先要求老年人用药要有明确的指征。其次，要求用药的受益/风险比值>1，只有治疗好处>风险的情况下才可用药；有适应证而用药的受益/风险比值<1 时不用药，同时选疗效确切而不良反应小的药物。

（二）5 种药物原则

许多老年人多病共存，常多药合用。过多使用药物不仅增加经济负担，而且还导致药物不良的相互作用。有资料表明，2 种药合用可使药物相互作用增加 6%；5 种药合用增加 50%；8 种药合用增加 100%。虽然并非所有药物的相互作用都能引起药物不良反应，但无疑会增加潜在的危险性。40%非卧床老年人处于药物相互作用的危险之中，其中 27%的老年人处于严重危险之中。联合用药种类越多，药物不良反应发生的可能性越高。对患有多种疾病的老年人，不宜盲目应用多种药物，可单用药物时绝不联用多种药物，用药种类尽量简单，最好 5 种药物以下，治疗时分轻重缓急，注意药物间潜在的相互作用。

执行 5 种药物原则时要注意：①了解药物的局限性，许多老年性疾病无相应有效的药物治疗，若用药过多，药物不良反应的危害反而大于疾病本身。②抓住主要矛盾，选主要药物治疗，凡疗效不明显耐受差、未按医嘱服用药物应考虑终止，病情不稳定时可适当增加药物种类，病情稳定后要遵守 5 种药物原则。③选用具有兼顾治疗作用的药物，如高血压合并心绞痛者，可选用 β 受体阻滞药及钙拮抗药；高血压合并前列腺增生者，可用 a 受体阻滞药。④重视非药物治疗，老年人并非所有自觉症状、慢性病都需药物治疗。如轻度消化不良、睡眠欠佳等，只要注意饮食卫生、避免情绪波动等可避免用药。治疗过程中若病情好转、治愈或达到疗程时应及时减量或停药。⑤减少和控制服用补药，一般健康老年人不需要服用补药，体弱多病的老年人，要在医师的指导下适当服用滋补类药物。

（三）小剂量原则

掌握最佳的用药剂量原则，老年人用药量在《中华人民共和国药典》规定为成人量的 3/4。一般要求是：从 50 岁开始，每增加 1 岁应减少成人用量的 1%；60 岁以上，用成人剂量的 1/3；70 岁以上，用 1/4；80 岁以上，用 1/5。从小剂量开始，逐步增加到最佳剂量，加强血药浓度的监测。只有把药量掌握在最低有效量，才是老年人的最佳用药剂量。

（四）个体化原则

主要根据老年人的年龄、健康状况、治疗反应等进行综合考虑。临床上有许多因素可以影响药物的选择和药物的作用，诸如年龄、性别、个体差异、特异体质及机体所处的不同生理、病理状态等。由于老年人衰老的程度不同，患病史和药物治疗史不同，治疗的原则也有所差异，应当根据每位老年人的具体情况量身定制适合的药物剂量及给药途径，才能有效避免和减少药物不良反应的发生。如激素类药物可的松，必须在肝代谢为氢化可的松才能发挥疗效，所以有肝病的老年人不应使用可的松，而应当直接使用氢化可的松。

（五）择时原则

择时原则即根据时间生物学和时间药理学的原理，选择最合适的用药时间进行治疗，以提高疗效和减少不良反应（表6-1）。因为许多疾病的发作、加重与缓解都具有昼夜节律的变化，例如夜间容易发生变异型心绞痛、脑血栓和哮喘，类风湿关节炎常在清晨出现关节僵硬等；药物代谢动力学也有昼夜节律的变化。因此，进行择时治疗时，主要根据疾病的发作、药物代谢动力学和药物效应动力学的昼夜节律化来确定最佳用药时间。

表6-1　常用药物最佳用药时间

药物名称	用药时间
抗高血压药	治疗非杓型高血压病因在早、晚分别服用长效抗高血压药
	治疗杓型高血压病因在早晨服用长效抗高血压药
抗心绞痛药	治疗变异型心绞痛主张睡前服用长效钙拮抗药
	治疗劳力型心绞痛应早晨服用长效硝酸盐、β受体阻滞药及钙拮抗药
降血糖药	格列本脲、格列喹酮在饭前半小时用药
	二甲双胍应在饭后用药
	阿卡波糖与第一口饭同服
调节血脂药	晚上用药
平喘药	睡前用药
利尿药	早晨用药
铁剂	晚饭后半小时用药

（六）暂停用药原则

老年人用药期间，应密切观察，一旦出现新的症状，应考虑为药物的不良反应或是病情进展。前者应停药，后者则应加药。对于服药的老年人出现新的症状，停药受益可能多于加药受益。因此，暂停用药是现代老年病学中最简单、有效的干预措施之一。

（七）饮食调节原则

多数老年人体内蛋白质比例降低，加之疾病、贫血、消瘦等原因影响药物的作用，应当重视食物的营养选择与搭配。另外，食物与药物之间的相互作用也不容忽视，食物的成分和酸碱度均可影响药效，如烟、酒、茶等。服用糖皮质激素药物时，宜摄取高蛋白饮食，有利于减少糖皮质激素抑制蛋白质合成的不良反应。老年糖尿病患者若不注意调节饮食，药物治疗将达不到满意效果。

（八）人文关怀原则

关怀老年人，特别是患病的老年人，增进护患关系，提高用药依从性。准备专用药盒或小药瓶，药物预先分类放好，标注清楚药名和服药时间，便于老年人服用，建立服用药品的日程表和备忘卡。

第 3 节　老年人安全用药的护理

随着年龄的增长，老年人记忆力减退，学习新事物的能力下降，对药物的治疗目的、用药方法、用药时间常不能正确理解，影响用药安全和药物治疗的效果。因此，指导老年人正确用药，减少用药差错是护理人员的一项重要任务。同时作为一名护理人员，在为老年人给药的过程中，严格执行给药制度，严密细致地观察，尽最大努力保证老年人安全用药。所以医护人员不仅要具有丰富的药理学和疾病护理的知识，更重要的是要有敬业负责的精神，细心、耐心地不断观察及指导，根据老年人不同的个体特点，使每位老年人能够达到药物治疗针对性强、疗效最佳，负面效应最低，保证老年人的用药安全。

一、定期全面评估老年人用药情况

（一）用药史

详细评估老年人的用药史，建立完整的用药记录，包括既往和现在的用药记录，定期全面评估药物过敏史、引起副作用的药物及老年人对药物的了解情况。

（二）各系统老化程度

仔细评估老年人各脏器的功能情况，如吞咽能力、胃肠消化、心脏功能、吸收功能、中枢神经系统功能、呼吸系统功能、肝肾功能等。

（三）用药能力和作息时间

包括视力、听力、阅读能力、理解能力、记忆力、识别药物变质的能力、发现不良反应的能力和作息时间。能否说出服药方法，能否区分药物，能否坚持服药，有无能力自己准备药物（从药袋或药瓶中取出药物、开关瓶盖、计算用量、辨认刻度），服药后能否对可能出现的情况进行识别（作用与不良反应）等。

（四）心理-社会状况

了解老年人的文化程度、饮食习惯、家庭经济状况；对当前治疗和护理计划的认识程度和满意度；家庭的支持情况；对药物有无依赖、期望及恐惧等心理。是否因经济困难而自行节省药物的用量或减量服用；对医护人员的信任度及对治疗和护理方案的依从性等。

二、密切观察和预防药物不良反应

（一）老年人常见药物不良反应

药物不良反应（adverse drug reaction，ADR）是指常规剂量的药物用于预防、诊断、治疗疾病或调节生理功能时出现有害的或与用药目的无关的反应。根据与药理作用有无关联分为以下两个类型：A 型，即与剂量相关的不良反应，包括药物副作用、过度效应、毒性反应、撤药反应、继发反应等；B 型，即与剂量不相关的不良反应，包括变态反应和特异质反应等。

老年人服药后常见不良反应主要有：中毒反应、副反应、过敏反应等。毒性反应如恶心、呕吐等胃肠道反应；头痛、头晕、耳鸣等中枢神经系统反应；血压下降、心动过速等心血管系统反应等。老年人服药后不良反应表现形式比较特殊，常易出现老年"五联征"：精神异常、大小便失禁、跌倒、不思活动、生活能力丧失。极易导致误诊或漏诊，所以，应该引起高度重视。

1. 抗高血压药　老年人由于对抗高血压药耐受性较低，在使用哌唑嗪、卡托普利等作用较强的抗高血压药时，极易导致低血压，引起心脑供血不足而发生跌倒、晕厥、心绞痛等；使用可乐定、甲基多巴等中枢性抗高血压药时，又容易使老年人反应迟钝、嗜睡等，突然停药可导致失眠、兴奋、反跳性高血压，甚至高血压危象；使用利舍平易出现记忆力减退、溃疡、抑郁等；使用普萘洛尔可致头痛、眩晕、心动过缓，还可因心排血量减少、周围血流量减少，而致四肢冰冷等。

2. 抗生素　老年人由于抵抗能力低下，极易发生感染，使用抗生素的概率增加，但老化又使其肝肾功能减退，极易引起抗生素在体内蓄积而中毒。如庆大霉素对老年人耳毒性增强，青霉素易致中枢神经毒性增强诱发癫痫及昏迷等，由肝灭活的药如四环素、红霉素、氯霉素等毒性反应均增强，老年人最好禁用。

3. 镇静催眠药　老年人由于睡眠不良，经常服用镇静催眠药。有些老年人会对其产生依赖性，又因为老年人对巴比妥类药物反应非常敏感，用药后会出现兴奋、激动等精神异常的情况，故老年人应尽量避免使用。苯二氮䓬类药相对比较安全，但长期服药会引起神经系统抑制，如嗜睡、意识模糊，甚至引起老年抑郁症，故应该小剂量使用。

4. 激素类药　激素类药如泼尼松、地塞米松等长期使用会诱发感染、消化性溃疡、出血甚至是穿孔，还会导致骨质疏松。

5. 治疗心脏病药　硝酸甘油可致头痛、心率加快、诱发和加重青光眼；胺碘酮可致室性心动过速；洋地黄类药极易产生毒性反应：胃肠道反应，视物模糊、黄视、绿视，精神抑郁、精神错乱等。

6. 抗胆碱药　阿托品可诱发或加重老年青光眼，重者可致色盲；可使有前列腺增生的老年人排尿括约肌抑制而发生尿潴留。

7. 维生素及微量元素类药　老年人喜欢使用维生素类药物补充体内维生素的不足，过量使用会引起中毒。如维生素 A 过量可致厌食、毛发脱落、容易激动等，维生素 E 过量可致静脉血栓形成、头痛及腹泻等，微量元素锌过量可致高脂血症和贫血等，过量补充硒可致慢性中毒。

（二）不良反应的预防

1. 严格遵循老年人用药原则　老年人用药从小剂量开始，一般从成人剂量的 1/4 开始，逐渐至 1/3，1/2，2/3，3/4，同时密切观察用药后反应并逐渐调整。联合用药时要注意药物配伍禁忌，药物种类尽量少，最多不超过 5 种。用药过程中注意密切观察，一旦发生不良反应，应立即停药并通知医师处理。

2. 遵医嘱服药　老年人应明确医嘱内容，严格按医嘱服药，护理人员或老年照顾者应协助老年人准确理解医嘱内容并正确实施。如服药名称、剂量、用法、时间等都要非常清楚，必要时以书面形式告知老年人或其照顾者。当老年人用药依从性较差，药效不理想时要查找服药原因。长期服用一种药时应监测血药浓度，对老年人用药要做好详细记录。

3. 做好药物标记　老年人由于视力、听力、记忆力及理解能力等均减退，故在药瓶上贴上颜色鲜艳的标签，并写上清楚的大字以帮助其识别所服药物的时间、剂量等，护理人员要经常查看其服药情况。

4. 检查药物质量　服药时应注意检查所服药物是否过期、变质，一般老年人在服药前应了解一些药物质量检查方法以便能识别药物是否变质。

5. 避免过敏反应发生　如果服用有致敏倾向的药物时，用药前一定要仔细了解老年人的用药史、过敏史、家族史，必要时做药敏试验，药敏试验结果为阴性时方可使用。老年人及其家属就诊时一定要向医护人员说明其对药物的既往过敏的情况，以防再次过敏。

6. 定期监测血药浓度　通过监测血药浓度，既可调整剂量提高药效，又可避免发生不良反应。根据老年人的理解能力，在给药前应将服药后可能出现的不良反应告知老年人，服药后要经常向老年人了解用药后的感受，并备好体温计、血压计以便随时测量生命体征。在服药期间一旦发现异常即刻通知医师进行处理。

三、提高老年人用药依从性

老年慢性病治疗效果不满意，除病因、发病机制不明，缺乏有效的治疗药物外，还有一个不容忽视的问题，就是患者用药依从性差。老年人由于记忆力减退，容易忘记用药或者错用药；经济收入减少，生活相对拮据；担心药物副作用；家庭社会的支持不够等原因，导致其用药依从性差。提高老年人用药依从性的护理措施如下。

1. 加强药物护理　①住院的老年人：护理人员应严格执行给药操作规程，按时将早晨空腹服、食前服、食时服、食后服、睡前服的药物分别送到患者床前，并照护其服下。②出院带药的老年人：护理人员要通过口头和书面的形式，向老年人解释药物名称、剂量、用药时间、作用和副作用。用较大字体的标签注明用药剂量和时间，以便老年人识别。③空巢、独居的老年人：护理人员可将老年人每天需要服用的药物放置在专用的塑料盒内，盒子有 4 个小格，每个小格标明用药的时间，并将药品放置在醒目的位置，促使老年患者养成按时用药的习惯。此外，社区护理人员定期到老年人家中清点剩余药片数目，也有助于提高老年人的用药依从性。④精神异常或不配合治疗的老年人：护理人员需协助和督促病人用药，并确定其是否将药物服下。患者若在家中，应要求家属配合做好协助督促工作，可通过电话追踪，确定患者的用药情况。⑤吞咽障碍与神志不清的老年人：一般通过鼻饲管给药。对神志清楚但有吞咽障碍的老年人，可将药物加工制作成糊状物后再给予服用。⑥外用药物：护理人员应向老年人详细说明外用药的名称、用法及用药时间，在盒子外贴红色标签，注明外用药不可口服，并告知家属。

2. 开展健康教育　护理人员可借助宣传媒介，采取专题讲座、小组讨论、发宣传材料、个别指导等综合性教育方法，通过门诊教育、住院教育和社区教育 3 个环节紧密相扣的全程健康教育计划的实施，反复强化老年人循序渐进学习疾病相关知识、药物的作用及自我护理技能，提高患者的自我管理能力，促进其用药依从性。

3. 建立合作性护患关系　护理人员要鼓励老年人参与治疗方案与护理计划的制订，邀请老年人谈论对病情的看法和感受，倾听老年人的治疗意愿，注意老年人对治疗费用的关注。与老年人建立合作性护患关系，使老年人对治疗充满信心，形成良好的治疗意向，促进其用药依从性。

4. 行为的治疗措施　①行为监测：建议老年人记用药日记、病情自我观察记录等；②刺激与控制：将老年人的用药行为与日常生活习惯联系起来，如设置闹钟提醒用药时间；③强化行为：当老年人用药依从性好时及时给予肯定，依从性差时当即给予批评。

5. 指导老年人正确保管药品　定期整理药柜，保留常用药和正在服用的药物，弃除过期变质的药物。

四、加强用药的健康指导

1. 加强老年人用药的解释工作　护理人员要以老年人能够接受的方式，向其解释药物的种类、名称、用药方式、药物剂量、药物作用、不良反应和期限等。必要时，以书面的方式，在药袋上用醒目的颜色标明用药的注意事项。

2. 鼓励老年人首选非药物性措施　指导老年人如果能以其他方式缓解症状的，暂时不要用药，如失眠、便秘和疼痛等，应先采用非药物性措施解决，将药物中毒的危险性降至最低。

3. 指导老年人不随意购买及服用药物　一般健康老年人不需要服用滋补药、保健药、抗衰老药和维生素。只要注意调节好日常饮食，注意营养，科学安排生活，保持平衡的心态，就可达到健康长寿的目的。对体弱多病的老年人，要在医师的指导下，辨证施治，适当服用滋补药物。

4. 加强家属的安全用药教育　对老年人进行健康指导的同时，还要重视对其家属进行有关安全用药知识的教育，使他们学会正确协助和督促老年人用药，防止发生用药不当造成的意外。

五、家庭用药指导

随着国家医药制度的改革，非处方药的实施"大病进医院，小病进药店"已经成为现实。非处方药（OTC）是指不需要医师处方，患者及其家属可直接购买使用的药物，使轻微疾病与慢性疾病等能及时得到治疗或缓解。虽然非处方药具有应用相对安全、疗效确切、使用方便的特点，但任何药物都有副作用，只是程度不同而已，所以，老年人家庭用药时更要注意，绝不能随意购买，滥服、滥用。

（一）家庭药品选购的一般原则

1. 购买药品要到正规的医院或有《药品经营许可证》的药店，不能贪图便宜，通过促销或其他途径随意购买，购买时要认真检查通用名称、成分、规格、生产企业、批准文号、生产日期、产品批号、有效期、适应证或者功能主治、用法、用量、禁忌证、不良反应和注意事项，要保证药品的质量。而且要求药店开具票据，作为其所售药的依据。

2. 不要盲目随从广告来买药。有的广告会夸大药品功能，而忽略不良反应，误导患者。所以不能轻信，尤其是老年人。这些药都是新药，未经临床大量使用及观察，有的不良反应还不清楚，更不要随意使用。

3. 选药要针对性强，尽可能选择不仅疗效确切，而且毒性低的药物，所选药物的适应证要与自己的诊断或自我不适的症状、体征相适应。处方药要严格按医师的处方来购买，不能随意更改，若要有变动，要征得医师的同意；非处方药要仔细分析病情、症状及疾病原因后再行选购药品，若病情复杂、严重，一般药物不能治疗，或者用后无效或疗效不明显时，应到医院或诊所进行诊治，以免延误治疗。同样治疗作用的药老年人要选作用缓和、副作用小、毒性低的老药，不要追捧新药，更不要用价格衡量药物疗效，贵的不一定都好。

（二）老年人家庭用药注意事项

1. 药品的管理　①标签：购进的瓶、袋、盒等原装药品，最好保留原标签，非原装药没有标签的药品，应装在棕色瓶中，外贴纸片（标上药名、用法、用量、禁忌证、作用和慎用，还要把装入日期、出厂日期、有效期注明），外用药最好用红色标签或红笔书写非常醒目，以便区分，防止误用。②存放：药品放在避光、干燥、阴凉、通风的地方；特殊的药按规定保存，如胰岛素要保持恒温，最好放冰箱，而且要定期（3～6个月）检查药物有效期和质量，对过期、变质、无标签的药品及时清除掉，以免误服导致不良后果。

2. 有过敏体质的老年人用药　有过敏体质的老年人对抗生素、磺胺类、镇静催眠药、解热镇痛药等常用药，要特别谨慎。用药前要认真阅读说明书，看清所含成分，对有过敏史、禁用或慎用的药品不要用。如速效感冒胶囊中含有阿司匹林或对乙酰氨基酚等成分，过敏者应禁用。

3. 有慢性肺心病或肺功能不全的老年人用药　如用止咳化痰药的同时，不能再服催眠药，以免抑制呼吸功能，出现意外。

4. 有慢性胃炎或胃、十二指肠溃疡的老年人用药　要避免用对胃肠道刺激的药，如阿司匹林、吲哚美辛等药物，尤其发生过消化道出血者，以防刺激性疼痛或诱发消化道出血。

5. 有高血压、冠心病的老年人用药　若发生头痛、头晕等症状，首先要测量血压，不要盲目自行服药或加大剂量，以防血压波动造成危险。

6. 联合用药　首选一种药，若疗效不好，在医生指导下联用，不要随便组合。

7. 坚持用药　切忌症状好转就停药，不舒服再吃一点，时断时续；也不能随便更换或擅自加药。如高血压、糖尿病等慢性病要长期坚持按时按量服药；如感染性疾病、疼痛等急性病，只要坚持到症状消除即可，否则会对药物产生耐药性、依赖性，甚至中毒等。激素需逐渐减量来停，否则会使疾病反跳等。

8. 正确区分"禁用""忌用""慎用"　禁用是药物使用后，一定会发生不良反应，绝对不能使用；忌用是很可能发生不良反应，最好不用；慎用是可以使用，但需密切观察不良反应，一旦发现立即停用。

小　结

老年人对药物的吸收、分布、代谢、排泄功能都会逐渐下降，对大多数药物的敏感性增高，耐受性降低，用药后不良反应的发生概率也增加，因此要遵循选用药物原则。老年人由于文化程度低、视力、听力、理解力、记忆力下降，自我和家庭的重视、支持不够，使得服药能力和依从性差，因此护理人员或家庭照顾者不仅要耐心指导和协助老年人正确用药，而且要细心监测其用药后反应，尽可能避免不良反应的发生，保证老年人用药安全。

自　测　题

选择题

A_1/A_2 型题

1. 对老年人选药原则、用药剂量、剂型的描述，不正确的是（　　）

A. 对患者选用药物种类要少，最好不超过3～4 种

B. 相同作用或副作用的药物应避免合用

C. 我国药典规定 60 岁以上老年人只用成人剂量的 3/4

D. 根据个体情况可选用片剂、胶囊或液体

E. 根据老年人胃肠道黏膜萎缩，应一律使用液体剂型，以便吸收

2. 有关老年人的用药原则，不正确的是（　　）

A. 个体化原则　　　　B. 受益原则

C. 择时原则　　　　　D. 暂停用药原则

E. 选择大剂量原则

3. 指导老年人保管药物方法不妥的是（　　）

A. 定期整理药柜

B. 暂时不用的药及时丢弃

C. 内服药物与外用药物分开放置

D. 怕热药应置于冰箱冷藏

E. 所有药物的标签、说明书都要随药放好

4. 药物代谢和解毒的主要场所是（　　）

A. 肾　　　　　　　　B. 肝

C. 脾　　　　　　　　D. 肺

E. 心脏

5. 80 岁以上老年人应使用成人剂量的（　　）

A. 1/2　　　　　　　B. 1/3

C. 1/4　　　　　　　D. 1/5

E. 1/6

6.《中华人民共和国药典》规定，老年人用药量为成人量的（　　）

A. 1/3　　　　　　　B. 2/3

C. 1/4　　　　　　　D. 2/4

E. 3/4

7. 老年人用药期间，应密切观察，一旦出现新的症状，最简单、有效的干预措施是（　　）

A. 个体化原则

B. 受益原则

C. 择时原则

D. 暂停用药原则

E. 选择大剂量原则

8. 关于老年人药物代谢特点，下列描述不正确的是（　　）

A. 肝药物代谢酶活性增高

B. 药物血浆半衰期延长

C. 药物代谢的主要场所是肝脏

D. 老年人肝血流量减少

E. 老年人肝合成蛋白能力降低，致结合型药物减少

9. 患者，男，65岁。患糖尿病8年，注射普通胰岛素后1小时方进餐，此时老年人出现头晕、心悸、多汗、饥饿感，应首先考虑发生了（　　）

A. 血容量不足

B. 低血糖反应

C. 胰岛素过敏

D. 高渗性昏迷先兆

E. 酮症酸中毒

10. 患者，男，63岁。1型糖尿病，最佳的治疗方案是（　　）

A. 饮食管理

B. 饮食管理及体育锻炼

C. 饮食管理及应用胰岛素

D. 饮食管理及口服磺脲类药物

E. 饮食管理及口服双胍类药物

（汪嘉琪　王凤姣）

第 7 章

老年常见疾病患者的护理

老年病是指进入老年期后，与年龄增加相关的、发病率明显增加的疾病。老年病的特点为"三高一低"，即患病率高、致残率高、死亡率高、自理能力降低。我国老年流行病学调研结果前四位常见病依次为原发性高血压、冠心病、脑血管病和恶性肿瘤。老年期好发的心脑血管疾病、糖尿病、退行性关节病、恶性肿瘤及痴呆症等成为威胁老年人生存和生活质量的重要原因。我国老年人死亡的主要原因依次为恶性肿瘤、心血管疾病、脑血管疾病及呼吸系统疾病。本章重点介绍老年慢性阻塞性肺疾病（COPD）、老年高血压、老年冠心病、老年糖尿病、老年脑卒中、老年骨质疏松和老年退行性骨关节病等。

第1节　老年呼吸系统常见疾病患者的护理

一、老年人呼吸系统解剖生理变化

呼吸系统的功能是与外界进行气体交换，维持人体生存的基本生理活动，随着年龄的增长，肺功能在逐渐衰退，同时骨骼肌的老化也会影响肺功能，加上长期接触各种粉尘、烟雾、致敏原、细菌和有害气体，使老年人呼吸系统的生理功能受到不同程度的损害，影响正常的呼吸功能。

（一）上呼吸道

老年人鼻黏膜变薄，嗅觉功能减退。腺体萎缩，分泌功能减退。鼻黏膜的加温、加湿功能减退和防御能力下降，容易引起呼吸道感染。呼吸道干燥，血管脆性增加，容易发生破裂出血。咽部有丰富的淋巴组织，是呼吸道的重要防御屏障。老年人的咽黏膜和淋巴组织萎缩，容易引起下呼吸道感染。老年人的咽喉黏膜、肌肉退行性变或神经通路障碍时，容易出现吞咽功能失调，在进食流质食物时容易发生呛咳。老年人喉上皮角质化，软骨钙化，防御反射迟钝，容易发生吸入性肺炎。

（二）下呼吸道

老年人气管和支气管黏膜上皮细胞和黏液腺退行性变化，纤毛运动减弱，使其清除呼吸道异物的能力下降。细支气管黏膜的萎缩，黏液分泌的增加，可致支气管管腔狭窄，气道阻力增加。活跃于呼吸道中的巨噬细胞吞噬能力下降，气管黏膜中黏液分泌增加且黏稠，有利于细菌、病毒的生长繁殖，容易发生呼吸道感染。

（三）胸廓

老年人胸廓最显著的改变是胸廓呈"桶状"，主要由于脊柱的退行性改变、骨质疏松、椎体下陷、脊椎弯曲后凸、胸骨前突，使胸廓前后径变大和横径变小所致。

（四）肺

老年人肺组织重量减轻，体积减小，硬度增大，弹性下降。由于肺泡数目减少和肺泡壁弹性纤维数目逐渐减少，肺泡弹性减弱，扩张能力减弱，致肺不能有效扩张，终末细支气管和肺泡塌陷，肺通气不足。另外，肺弹性纤维减少，肺弹性回缩力减弱，呼气末肺残气量增多，肺活量减少。随着年龄的增长，肺动脉壁相继出现肥厚、纤维化、透明化，肺静脉内膜硬化使肺血流量减少，肺毛细血管黏膜表面积减少，导致肺泡与血液气体交换的能力下降。由于肺泡弹性回缩力减弱及肺泡间隔的破坏，导致肺泡数目减少，肺泡腔变大，形成老年性肺气肿。

（五）呼吸肌

随着年龄的增长，肋间肌和膈肌逐渐萎缩、弹性减退。胸壁肌肉弹性降低，膈肌是主要的呼吸肌，老年人由于膈肌退变，肌纤维萎缩，肌力减退，吸气时膈肌下降幅度受限，导致肺通气量和肺活量降低，使呼吸功能减退。

二、老年慢性阻塞性肺部疾病患者的护理

案例 7-1

张爷爷，72 岁，以主诉"反复咳嗽咳痰 10 余年，活动后胸闷气促 8 年余，加重伴发热 1 周。"收入院。患者入院前于门诊输液治疗（具体不详）后，痰量减少，咳嗽次数减少，但气促症状于停药后再次加重。有重度吸烟史，吸烟 20 年，每日吸烟 10～20 支，已戒烟两年。体格检查：体温 38.3℃，呼吸 22 次/分，脉搏 90 次/分，血压 140/85mmHg，神智清楚，精神萎靡，呼吸急促，口唇发绀，颈静脉充盈，桶状胸，两肺呼吸音减低，可闻及粗湿啰音，心率 90 次/分，律不齐，可闻及期前收缩。未闻及病理性杂音。腹软，无压痛。双下肢轻度压陷性水肿。近期（病情稳定时）肺功能检查：支气管舒张试验阴性，FEV_1%预计值<39%，FEV_1/FVC<50%；血气分析：PaO_2 55mmHg，$PacCO_2$ 70mmHg。

问题： 1. 本案例的主要护理诊断是什么？
2. 护理措施有哪些？
3. 如何进行健康指导？

慢性阻塞性肺疾病（chronic obstructive pulmonary disease，COPD）是指由于慢性气道阻塞引起通气功能障碍的一组疾病，肺功能检查出现持续气流受限。

慢性支气管炎和阻塞性肺气肿是引起 COPD 的最常见疾病，是老年常见呼吸系统疾病。慢性支气管炎是感染或非感染因素引起气管、支气管黏膜及其周围组织的慢性炎症。慢性阻塞性肺气肿是慢性支气管炎最常见的并发症，是因为炎症造成不同程度的气道阻塞，使终末支气管的远端气腔持久性扩大，过度充气，并伴有气道壁破坏的病理状态。致病因素包括吸烟、感染、过敏、污染及其他理化因素，其中吸烟是导致慢支、肺气肿和 COPD 的最重要环境因素，且大部分 COPD 患者都有长时间的吸烟史。感染亦是 COPD 发生发展的中重要因素之一。

（一）护理评估

1. 健康史　询问有无与 COPD 相关的内、外因素，如吸烟、环境污染、反复呼吸道感染；治疗及用药情况等。

2. 身体状况　症状主要表现为咳嗽、咳痰、气促，急性感染期可有间断发热。体格检查肺部叩诊过清音，听诊肺内可闻及干、湿啰音，有典型的肺气肿体征。其中以气促为主要表现者为气肿型，以炎症缺氧为主要表现者为支气管型。尤其应注意老年 COPD 患者不同于一般成人的特点。

（1）机体反应能力差：症状和体征不典型，如在炎症急性发作时体温不升，白细胞不高，咳嗽不重，气促不显著。可表现为厌食、胸闷、少尿等，体格检查可见精神萎靡、颜面发绀，呼吸音低或肺内啰音密集等。

（2）呼吸困难的症状更突出：老年患者随着气道阻力的增加，呼吸功能发展为失代偿时，轻度活动甚至安静时即有胸闷、气促的发作。

（3）易反复感染、并发症多：老年患者气道屏障功能和免疫功能减退，体质下降，故易反复感染，且肺心病、肺性脑病、弥散性血管内凝血（DIC）、休克等并发症的发病率较高。

（4）喘息和胸闷：老年重度患者或急性加重时出现喘息。

3. 心理-社会状况　老年 COPD 患者由于病情的反复发作，且呈逐年加重趋势，使这些老年患者不得不长期与医院为伴，看不到出院的希望，且自理能力下降，使他们失去了对生活的信心。因此多数患者社交活动减少，会产生焦虑、孤独、抑郁等消极心理。

4. 辅助检查

（1）血气分析：通过血气分析判断呼吸衰竭的严重程度及其类型。

（2）肺功能检查：是判断气流受限的主要客观指标。一般用力肺活量（FVC）和第一秒用力呼气容积（FEV_1）均下降。

（3）影像学检查：X 线检查早期可无明显变化，以后可出现肺纹理增粗、紊乱等征象，也可出现肺气肿的表现。

（4）血液相关检查：并发细菌感染时，可有血白细胞增高，核左移。痰培养可能检出病原菌。

案例 7-1 分析 1

本案例症状典型，符合 COPD 的诊断，其中 PaO_2 55mmHg，$PaCO_2$ 70mmHg 提示存在呼吸衰竭。

（二）护理诊断

1. 气体交换受损　与通气功能障碍、呼吸肌疲劳、气道阻塞、分泌物过多和肺泡呼吸面积减少有关。

2. 清理呼吸道无效　与呼吸道炎症、阻塞、痰液增多而黏稠、年老体弱导致的无效咳痰有关。

3. 活动无耐力　与机体衰老、心肺功能下降、呼吸困难有关。

4. 营养失调：低于机体需要量　与摄入减少、腹胀、食欲降低、呼吸困难有关。

5. 焦虑　与机体老化导致的健康状况改变、病情危重、经济状况有关。

6. 潜在并发症：肺源性心脏病、休克、肺性脑病、呼吸性酸中毒、DIC。

案例 7-1 分析 2

本案例的主要护理诊断

（1）气体交换受损：与通气功能障碍、呼吸肌疲劳、气道阻塞、分泌物过多和肺泡呼吸面积减少有关。

（2）清理呼吸道无效：与气道湿度降低、痰液增多而黏稠、年老体弱导致的无效咳痰有关。

（3）焦虑：与机体老化导致的健康状况改变、病情危重、经济状况有关。

（三）护理措施

1. 一般护理

（1）休息与活动：提供安静舒适的休息环境，温、湿度适宜。保持室内空气新鲜，每日定时开窗通风两次，每次 30 分钟。避免光线刺激，并采取舒适的体位。根据老年患者病情制订运动计划（如散步、打太极拳等），以不感到疲劳、不加重症状为宜。

（2）合理饮食：根据老年患者病情、饮食习惯等给予营养丰富，高热量、高蛋白、高维生素的饮食并补充适量的水分。

2. 增强呼吸功能

（1）保持呼吸道通畅：老年患者因咳嗽无力，导致排痰困难，因此应指导患者多饮水，促使痰液稀释易于排出，并可通过翻身、扣背及胸部叩击、雾化吸入、体位引流的方法促进排痰。

（2）氧疗：一般采取鼻导管低流量（1～2L/min）、低浓度（25%～29%）持续吸氧，维持 PaO_2 在 60mmhg 以上。正确采取氧疗措施和方法，可以迅速提高血氧分压，改善器官组织代谢。

（3）呼吸功能锻炼：指导患者进行腹式呼吸和缩唇呼吸，能有效加强膈肌运动，改善呼吸功能，减轻呼吸困难，增加活动的耐力。

3．用药护理

（1）止咳药：遵医嘱正确及时给药。可待因有麻醉性中枢镇咳作用，因其可抑制咳嗽而加重呼吸道阻塞，故应密切观察不良反应。

（2）支气管舒张药：包括 β_2 受体激动药、抗胆碱类药物和茶碱类药物。β_2 受体激动药以吸入性给药途径作为首选，不宜长期单一、大剂量使用，常见不良反应有心悸、肌震颤等；抗胆碱类药物使用过程中常见不良反应有口干、口苦等；茶碱类药物使用过程中需监测血药浓度，静脉滴注时速度不宜过快，若浓度过高、速度过快，可引起心律失常、血压下降、恶心、呕吐等不良反应。

（3）抗生素：当呼吸困难加重，咳嗽伴痰量增加、有脓痰时，根据痰培养和药敏试验的结果，合理选择抗生素治疗。

（4）祛痰药：盐酸氨溴索是润滑性祛痰药，不良反应轻；溴己新偶见恶心、转氨酶增高，胃溃疡患者慎用。

4．心理护理　医护人员应积极与家属相互协作，鼓励老年患者参加各种社交活动，逐渐消除患者紧张、焦虑的情绪，情绪的改善和社交活动的增加可改善患者的睡眠质量。

5．健康教育

（1）疾病知识宣教：向老年患者及其家属讲解本病的相关知识，使其了解本病，积极配合治疗。护理人员应督促吸烟的老年患者戒烟。指导老年患者在传染病流行期间尽量避免去人群密集的场所。建议老年患者留意当地报道的空气质量结果，尽量避免或防止粉尘、烟雾及有害气体的吸入，污染严重时期尽量待在室内活动。鼓励老年患者做好自我护理，注意防寒保暖，避免受凉感冒。鼓励处于缓解期的老年患者进行耐寒锻炼，提高机体抵抗力。

（2）饮食指导：护理人员应指导老年患者及其家属根据自身情况制订高热量、高蛋白、高维生素的饮食计划，养成良好的饮食习惯。

（3）做好家庭氧疗：教会老年患者及其家属家庭氧疗的方法及注意事项。

（4）康复锻炼：教会老年患者及其家属呼吸肌运动训练，包括腹式呼吸、缩唇呼吸、对抗阻力呼吸、全身性呼吸体操等。使老年患者了解COPD康复锻炼的重要性。

知识链接　　　　　　　　　　　　**健肺操**

健肺操能有效增加老年人肺活量，其方法如下。

（1）伸展胸廓：站立且双臂下垂，两脚间距同肩宽，吸气，双手经体侧缓慢向上方伸展，尽量扩展胸廓。同时抬头挺胸，呼气时还原。

（2）转体压胸：站姿同上。吸气，上身缓慢地向右后方转动，右臂随之侧平举并向右后方伸展。然后左手平放于左侧胸前向右推动胸部，同时呼气。向左侧转动时，动作相同，方向相反。

（3）交叉抱胸：坐位，两脚自然踏地。深吸气后缓缓呼气，同时双臂交叉抱于胸前，上身稍前倾，呼气时还原。

（4）双手挤压胸：体位同上，双手放于胸部两侧。深吸气，缓缓呼气。同时双手挤压胸部，上身前倾。吸气时还原。

（5）抱单膝挤压胸：体位同上。深吸气，缓缓呼气，同时抬起一侧下肢，双手抱住小腿，并向胸部挤压。吸气时还原。两侧交替进行。

（6）抱双膝压胸：直立，两脚并拢，深吸气。然后缓缓呼气，同时屈膝下蹲，双手抱膝，大腿尽量挤压腹部及胸廓，吸气时还原。

第 2 节　老年循环系统常见疾病患者的护理

一、老年人循环系统解剖生理变化

（一）血管

老年人的血管老化主要表现为动脉管壁胶原纤维增多，弹性纤维减少，钙质沉积，使管壁变硬、弹性减退、管腔缩小，导致外周阻力增加，使动脉血压波动过大，脏器血流量减少。

主动脉由于硬化在心肌射血时不能相应扩张，导致收缩压升高，而在舒张期硬化的主动脉弹性回缩力明显减退，因而舒张压降低，使脉压增大。另外，老年人血管硬化，自主神经对血压的调节功能减弱，容易出现直立性低血压。

老年人动脉由于硬化致弹性减弱，血管腔变窄；加之血脂过高，容易形成血栓，导致动脉闭塞，冠心病、脑血管疾病的发病率增高。血管弹性降低，静脉回流缓慢，静脉曲张的发生率增高。

（二）心脏

老年人心肌结构最明显的变化是左心室肥厚，随着年龄的增长，左心室呈进行性增大。老年人心脏瓣膜因硬化、纤维化、钙质沉积而增厚，柔韧性降低，活动度降低，瓣膜的开放与关闭受到影响，出现瓣膜口狭窄或关闭不全，形成老年钙化性心脏瓣膜病，其中主动脉瓣病变多见。老年人心脏传导系统也发生退行性变。老年人窦房结的自律细胞数目减少，兴奋性降低，静息时心率减慢，容易发生病态窦房结综合征。房室束、希氏束的传导数目也减少，增加了传导的不稳定性，故易发生心律失常。

二、老年高血压患者的护理

案例 7-2

刘爷爷，67 岁。以争吵后剧烈头痛、恶心、呕吐 3 小时为主诉入院。既往高血压病史 10 余年，体检时发现，不规律用药，脑梗死病史 5 年，吸烟史 40 年，血压 185/115mmHg，身高 170cm，体重 70kg。
问题： 1. 分析本病案，写出护理诊断。
　　　2. 如何对刘爷爷进行健康指导？

老年高血压（elderly hypertension）是指老年人在未使用抗高血压药物的情况下，血压持续或非同日 3 次以上收缩压（SBP）≥140mmHg（18.7 kPa）和（或）舒张压（DBP）≥90mmHg（12.0kPa）。除了血压升高，本病还伴有心、脑、肾等靶器官的损害。随着人们生活水平的提高和寿命的延长，老年人原发性高血压的患病率逐年增加是严重危害老年人健康的最常见的老年疾病。原发性高血压是老年人最常见的心血管病之一，也是诱发冠心病、脑卒中、心肾衰竭等致残、致死疾病的主要危险因素。目前老年人原发性高血压的发病原因尚不明确。可能与以下因素有关，如各种不良的生活方式、血管粥样与纤维性硬化的程度、激素反应性减低的情况及压力感受器功能减退与失衡等。

（一）护理评估

1. 健康史　询问有无家族史；了解患者有无不良生活嗜好，如饮酒、吸烟、运动量少等；了解心脑血管疾病病史及用药史。

2. 身体状况

（1）单纯收缩期高血压多见：单纯收缩期高血压及脉压增大是老年高血压的显著特征，其反映动脉损害的程度，是引起老年人心、脑、肾并发症的严重危险因素。

（2）血压波动大：老年人血压易随情绪、昼夜、季节的变化而出现明显的波动，老年人晨峰高血压现象明显，约 1/3 的患者表现为冬季高、夏季低。且老年人易发生直立性低血压，且恢复的时间长。

（3）症状不明显而并发症多：早期半数以上老年高血压患者无症状，因而缺乏足够重视，导致并发症的发生和病情进展。老年高血压患者的并发症发生率高达 40%，其中冠心病、脑卒中是最常见且最严重的并发症。

（4）合并多种疾病：老年高血压常与糖尿病、动脉粥样硬化、高脂血症、肾功能不全、前列腺增生等疾病并存且相互影响，使其治疗变得更为复杂，致残、致死率增高。

3. 辅助检查

（1）血压测量：依据 24 小时血压监测，判断血压程度及血压波动情况。

（2）常规检查：心电图、胸部 X 线、脑 CT、血脂、血糖、尿常规、肾功能及眼底检查等，以此来了解靶器官受损情况。

4. 心理-社会状况　评估老年患者有无对终身用药的担心和忧虑；有无对疾病发展、治疗方面的焦虑和猜疑；靶器官受损的程度是否影响到患者的社交活动；患者的家庭和社区支持程度如何等。

（二）护理诊断

1. 慢性疼痛　头痛与血压升高有关。

2. 活动无耐力　与血压升高所致的心、脑、肾循环障碍有关。

3. 有外伤的危险　与视物模糊、低血压反应、意识障碍有关。

4. 潜在并发症：高血压危象、脑血管意外、心力衰竭等。

5. 知识缺乏　缺乏疾病的预防、保健及用药等相关知识。

（三）护理措施

治疗护理的主要目标是将血压调整至适宜水平，最大限度地降低心血管疾病死亡和致残的风险，延长老年高血压患者的生命。

1. 一般护理

（1）环境：提供安静、安全、舒适、温暖的环境。避免不良刺激，以免加重患者病情。保持良好的生活环境，房间干净整洁、光线柔和、温湿度适宜，利于患者充分休息。

（2）饮食护理：限制钠盐摄入，每天低于 6g、补充适量的蛋白质和维生素；多吃蔬菜水果，少食动物内脏等含脂肪高的食物；适当控制总热量和食量，戒烟限酒，少食多餐。

（3）适当运动：根据老年患者危险性分层选择适当的活动量：极高危组需绝对卧床休息；高危组以休息为主，可根据身体耐受情况，指导其做适量的运动；中危及低危组应选择适合自己的运动方式，坚持运动，运动量及运动方式的选择以运动后自我感觉良好、体重保持良好为标准。

（4）病情监测：老年人血压波动较大，应严密监测血压变化，每日定点、多次测量血压，注意监测晚上和次晨血压，关注晨峰高血压。老年人易发生直立性低血压，测血压时必须强调测量立位血压。同时注意观察有无靶器官损伤，一旦发现血压急剧升高、剧烈头痛、呕吐、烦躁不安、视物模糊、意识障碍及肢体运动障碍，应立即报告医生并配合抢救处理。

2. 用药护理

（1）用药原则：药物治疗是老年高血压的主要治疗手段。选择药物治疗要根据老年患者高血压的严重程度、合并症的临床类型及心血管危险因素的种类选择。患者服用抗高血压药时应从小剂量开始逐渐加量；坚持长期用药，避免突然停药。

（2）用药护理：目前用于降压治疗的一线药物主要有五大类。利尿药适用于老年患者收缩期高血压及心力衰竭伴高血压的治疗，是患者首选的药物，若伴有糖尿病、高尿酸症者要慎用；钙拮抗药能同时预防老年性痴呆的发生，可用于合并糖尿病、冠心病或周围心血管病患者，伴有严重心力衰竭者应镇用；β 受体阻滞药适用于心率较快的中青年患者，也可降低老年高血压脑卒中、冠心病的发病率和病死率；血管紧张素转化酶抑制药（ACEI）是伴有糖尿病患者的首选药物。

3. 心理护理　鼓励老年患者保持良好的心态，适当参加一些力所能及的社会活动。避免过度紧张、情绪激动及焦虑。

4. 健康教育

（1）生活指导：适量运动，减轻体重。低盐饮食，少食各种盐腌食品，多吃蔬菜和水果。减少脂肪的摄入，补充优质蛋白。少量多餐，每餐不宜过饱。戒烟限酒。保持良好心态，避免情绪过分激动，保证充足的睡眠，避免过度脑力劳动。

（2）知识指导：对老年患者进行面对面宣教，提高其有关高血压的知识、护理技能和自信心，使老年人明确定期监测血压、遵医嘱服药、长期坚持治疗的重要性。养成定时、定量服药，定时、定体位、定部位测血压的习惯。

（3）病情监测：家庭自备血压计，指导老年患者及其家属正确测量血压的方法，每天由患者自己或家属定时测量血压并及时记录，尤其是在有自觉症状或情绪波动时，应及时测量血压，发现血压高于正常应及时补充必要的药物或到医院就诊。另外，还需定期门诊复查。

三、老年冠心病患者的护理

冠状动脉粥样硬化性心脏病简称冠心病（coronary heart disease，CHD），是指冠状动脉粥样硬化使血管腔狭窄及阻塞，和（或）因冠状动脉功能性改变（痉挛）导致心肌缺血、缺氧或坏死而引起的心脏病。其发病率随年龄增长而增高，是老年人最常见的心血管疾病之一，也是对老年人生命威胁最大的心脏病。老年冠心病的发生与高血压、糖尿病、血脂异常有关。

1979 年，世界卫生组织（WHO）将冠心病分为无症状型冠心病、心绞痛、心肌梗死、缺血性心肌病、猝死 5 种类型，其中心绞痛是最常见的类型，老年心绞痛 90% 是由冠状动脉粥样硬化引起，也可由心肌耗氧量增加或两者并存引起。常见的诱因有劳累、情绪激动、饱食、寒冷、吸烟、酗酒等；而老年急性心肌梗死（acute myocardial infarction，AMI）在老年人中的发病率高、病死率高。AMI 最基本的原因是冠状动脉粥样硬化。危险因素主要包括高血压、高血脂、糖尿病、吸烟、饱餐、情绪激动、过度劳累等。本节重点介绍老年心绞痛和老年心肌梗死的护理。

案例 7-3

黄爷爷，78 岁，以活动后心前区疼痛 1 年，加重 7 天为主诉入院。既往高血压病史 20 年，吸烟史 40 年，20 支/日。患者 1 年前爬楼梯时出现心前区疼痛，伴左上肢酸痛，休息后可缓解。7 天前因于劳累、情绪激动时出现心前区闷痛，伴冷汗、头晕、乏力，经休息或含服硝酸甘油后缓解。体格检查：体温 36.6℃，脉搏 76 次/分，呼吸 19 次/分，血压 160/95mmHg，神经系统查体无特殊。辅助检查：心电图示 V_5、V_6 导联 ST 段水平下移，T 波低平。

问题： 1. 本案例主要护理诊断是什么？

2. 对黄爷爷的护理措施有哪些？

3. 如何对黄爷爷进行健康指导？

（一）护理评估

1. 健康史　询问老年患者及家庭成员有无高血压、糖尿病、冠心病家族史；了解患者是否存在易导致冠心病的危险因素。

2. 身体状况

（1）老年心绞痛：以不稳定型心绞痛多见。疼痛反应差，往往仅有轻度心前区不适、胸闷或呼吸困难等症状；疼痛部位不典型，疼痛可以在上颌部与上腹部之间的任何部位，如咽部、颈部、上腹部等；疼痛性质不典型，疼痛程度较轻，而疼痛以外的症状，如气促、疲倦、喉部发紧等多见。

（2）老年急性心肌梗死：①症状不典型，有典型临床症状的老年心肌梗死患者不到 1/3，胸痛轻微，伴有糖尿病的高龄老年患者可无胸痛，有的患者甚至出现异位疼痛，表现为牙、肩、腹等部位的疼痛，或出现胸闷、恶心、休克、意识障碍等表现。②并发症多，老年心肌梗死患者各种并发症的发生率明显高于中青年，其中室壁瘤的发生率是中青年的 2 倍，70 岁以上的心肌梗死患者心脏破裂的发生率较中青年高 3 倍。

3. 辅助检查

（1）心电图：诊断心绞痛的常用方法。老年 AMI 患者的心电图可仅有 ST-T 改变，且无病理性 Q 波的出现。

（2）冠状动脉造影：老年人做冠状动脉造影是安全可靠的。不但可以确诊或排除冠心病，而且患者是否需行冠状动脉血运重建也是必不可少的。

（3）心肌酶：老年 AMI 患者的心肌酶可显示不同于中青年的特点：肌酸激酶（CK）、天冬酸氨基转移酶（AST）及乳酸脱氢酶（LDH）峰值延迟出现，CK 和 AST 峰值持续时间长，CK 峰值低。

4. 心理-社会状况　因发病急骤和病情严重往往造成患者家属的恐慌。评估老年人有无因心肌缺血所引起的恐惧、焦虑、抑郁，有无因对病情及预后不了解而产生焦虑反应。

案例 7-3 分析

黄爷爷因为机体老化、吸烟、血压升高等原因导致冠状动脉粥样硬化，临床表现为活动后心前区疼痛，经心电图检查确定有 V_5、V_6 导联 ST 段水平下移，T 波低平。

（二）护理诊断

1. 老年心绞痛

（1）急、慢性疼痛　与心肌缺血、缺氧有关。

（2）活动无耐力　与心肌氧供需失衡有关。

（3）知识缺乏：与缺乏控制诱发因素及药物应用的知识有关。

（4）潜在并发症：急性心肌梗死。

2. 老年急性心肌梗死

（1）急性疼痛　与心肌缺血、坏死有关。

（2）活动无耐力　与心排血量减少有关。

（3）恐惧　与病情危重有关。

（4）潜在并发症：心源性休克、心力衰竭、心律失常。

（三）护理措施

1. 老年心绞痛患者的护理　老年心绞痛的治疗护理目标是控制心绞痛发作，提高运动耐量，延缓冠状动脉粥样硬化的进程，改善生活质量。

（1）一般护理：心绞痛发作时，应立即停止原有活动，协助老年患者取舒适体位原地休息。有条件者及时给予氧气吸入，调节氧流量为 2～4L/min。

（2）病情观察：严密观察患者胸痛的特点及伴随症状，给予心电监测，随时监测生命体征、心电图的变化，注意有无急性心肌梗死发作的可能。

（3）用药护理：心绞痛急性发作时舌下含服硝酸甘油，针对老年患者口干的特点，口服硝酸甘油前应先用水湿润口腔，再将药物嚼碎置于舌下，这样有利于药物快速融化生效。首次使用硝酸甘油时宜平卧，因患者易出现减压反射导致血容量降低。用药后注意观察患者胸痛变化情况；伴有慢性阻塞性肺疾病、心力衰竭或心脏传导性病变的患者对 β 受体阻滞药很敏感，易出现副作用，故应慎用或禁用。钙拮抗药可引起患低血压，从小剂量开始。在使用血小板抑制药期间应密切观察有无出血倾向，定期监测出、凝血时间及血小板计数。

（4）心理护理：安慰老年患者，解除紧张不安情绪，以减少心肌耗氧量。也可指导患者通过自我暗示改变消极心态。

（5）健康教育：①生活指导，应指导老年患者合理膳食、戒烟限酒、适量运动和自我心理调适等。告知患者及其家属过劳、饱餐、情绪激动、用力排便、寒冷刺激等都是心绞痛发作的诱因，应注意尽量避免。②用药指导：指导患者出院后遵医嘱服药，不可擅自增减药量，自我监测药物不良反应。外出时随身携带硝酸甘油以备急需。③定期随访：教会患者及其家属心绞痛发作时的缓解方法，胸痛发作时应立即停止活动或舌下含服硝酸甘油。定期复查心电图、血压、血糖等。

2. 老年急性心肌梗死患者的护理　老年心肌梗死的治疗护理目标是挽救濒死的心肌，防止梗死面积扩大，保护和维持心脏功能，减少并发症危害，提高生活质量。

（1）一般护理：保持病室安静、舒适，限制探视，保证老年患者充足的休息和睡眠。给予清淡、低钠、低脂、低胆固醇、富含维生素、纤维素、易于消化的半流食。保持大便通畅，避免用力排便。给氧一般护理与中青年相似，但对有严重并发症及高龄体弱的老年患者应适当延长卧床时间，下床活动需有人照顾。

（2）病情观察：安置老年患者于 CCU 连续监测心电图、血压、呼吸 5～7 天，及时发现心率和心律的变化，严防并发症的发生。

（3）用药护理：老年患者的特点有以下几个方面。①溶栓治疗：目前认为，高龄不作为溶栓的禁忌证，关键在于有无除外年龄导致脑出血的危险因素，对有适应证的老年 AMI 患者应积极、谨慎地开展溶栓治疗。在此过程中，应密切观察有无头痛、意识改变及肢体活动障碍，注意血压及心率的变化，及时发现脑出血的征象。②急诊介入治疗：老年 AMI 患者介入治疗的并发症相对较多，应密切观察有无再发心前区疼痛，心电图有无变化，及时判断有无新的缺血性事件发生。③常规药物治疗：老年患者对吗啡的耐受性较低，使用时应密切观察有无呼吸抑制等不良反应。对伴有阻塞性肺气肿等肺部疾病患者忌用；抗凝制剂阿司匹林能降低 AMI 的病死率，大于 70 岁的老年人受益更大，已成为老年 AMI 患者的标准治疗，要注意观察胃肠道反应及有无出血。β 受体阻滞药早期应用可降低老年 AMI 的病死率，从小剂量开始逐渐增量，以静息心率控制在 60 次/分钟为宜。ACEI 可有头晕、乏力、肾功能损害等不良反应，故老年 AMI 患者应使用短效制剂，从小剂量开始，几天内逐渐加至耐受剂量，用药过程中要严密监测血压、血清钾浓度和肾功能。

（4）心理护理：安慰老年患者，向其介绍病情及心电监护仪的作用，消除其紧张、恐惧心理。进行各种抢救操作时，必须沉着、冷静、熟练、准确，给患者以安全感。关心、尊重、鼓励患者，帮助患者树立战胜疾病的信心。

（5）健康教育：老年心肌梗死健康教育大部分内容与老年心绞痛相同，不同点主要为：①紧急处理，因心肌梗死是心脏性猝死的高危因素，应教会老年心肌梗死护理者心肺复苏的技术，以便紧急情况下在家庭实施抢救。②康复运动，提倡老年 AMI 患者病情稳定后，进行康复运动，逐步做适当的体育锻炼，以有利于体力和生活能力的恢复。

第3节　老年内分泌与代谢系统常见疾病患者的护理

一、老年人胰腺结构和功能的变化

老年人胰腺萎缩，胰岛内有淀粉样沉积。胰岛 B 细胞衰老致胰岛素的分泌减少、延迟或分泌变异的胰岛素。循环血液中存在抗胰岛素抗体或抗胰岛素受体抗体，周围组织的胰岛素受体量减少、亲和力下降或受体缺陷，使机体对胰岛素的敏感性降低，致老年人糖耐量随年龄增长而降低，易患糖尿病。

二、老年糖尿病患者的护理

案例 7-4

李奶奶，72 岁，退休教师。近日来主诉血糖控制不佳，空腹血糖 15～20mmol/L，自主呼吸困难，口腔异味，嗜睡，体重下降明显入院。患者于 15 年前发现血糖上升，诊断为 2 型糖尿病。由于工作等原因，先后在多家医院就诊，但未进行综合治疗。体格检查：体温 36.2℃，脉搏 75 次/分，呼吸 18 次/分，血压 110/70mmHg。手指血糖 23.8 mmol/L。神志清楚，呼吸深大，面色萎黄，精神稍软，双侧颈静脉无充盈；双肺呼吸音粗，未及明显干、湿啰音，心界稍向左扩大，心率 70 次/分，律齐，心音清，未及杂音，腹软，无压痛，双下肢无水肿，右足感麻木。

既往史：否认高血压病史，否认肝炎、结核等传染病病史，否认外伤史；多年前有阑尾切除手术，否认输血史，否认食物、药物过敏史。

问题： 1. 本案例的主要护理诊断/问题是什么？
　　　　2. 对李奶奶护理措施有哪些？
　　　　3. 如何对李奶奶进行健康指导？

老年糖尿病（diabetss mellitus，DM）是指老年人由于体内胰岛素分泌不足或胰岛素作用障碍，引起内分泌失调，从而导致物质代谢紊乱，出现高血糖、高血脂，以及蛋白质、水电解质等紊乱的代谢病。老年糖尿病 95% 以上是 2 型糖尿病，且老年人糖耐量减低者发生 2 型糖尿病的危险比正常糖耐量者增加 5～8 倍。老年糖尿病患病率和糖耐量减低比率均随年龄增长而明显上升。老年糖尿病容易引起并发症是致残、致死的主要原因，严重影响老年人的生活质量和寿命。

老年糖尿病的发病与遗传、免疫、生活方式和生理性老化有关，尤其具有老年特性的生活方式和生理老化。①生活方式：老年人因基础代谢率低，葡萄糖代谢及在周围组织的利用能力都明显下降，故进食过多和运动不足容易发胖，肥胖会使细胞膜上的胰岛素受体减少，加重胰岛素抵抗。②生理老化：空腹和餐后血糖均随增龄而有不同程度升高。平均每增加 10 岁，空腹血糖上升 0.05～0.11mmol/L，餐后 2 小时血糖上升 1.67～2.78mmol/L。

（一）护理评估

1. 健康史　询问老年人有无糖尿病家族史；了解老年人的饮食习惯、生活习惯；有无乏力、口渴、体重突然减轻等症状；有无患自身免疫性疾病病史；有无酮症酸中毒，低血糖和感染等并发症；询问老年人既往的健康状况，有无长期服用某些药物。询问老年人服用某种药物的原因、剂量、时间及出现的不良反应。

2. 身体状况　老年糖尿病的临床特点表现为以下几方面。

（1）起病隐匿且症状不典型：仅有 1/4 或 1/5 的老年患者有多饮、多尿、多食及体重减轻的症状，多数患者因查体或治疗其他疾病就诊时发现。

（2）并发症多：老年糖尿病患者常并发皮肤及呼吸、消化、泌尿生殖等各系统的感染，感染可作为疾病的首发症状；更易发生高渗性非酮症糖尿病昏迷和乳酸性酸中毒，急性感染是乳酸性酸中毒的常见诱因；还易并发各种大血管或微血管症状，如高血压冠心病、脑卒中、糖尿病肾病变、糖尿病视网膜病变等。

（3）多种老年病并存：老年糖尿病患者易并存各种慢性非感染性疾病，如心脑血管病、缺血性肾病、白内障等。

（4）易发生低血糖：老年糖尿病患者自身保健能力及治疗依从性差，可因血糖控制不良或用药不当，引起低血糖的发生。

3. 心理-社会状况　老年糖尿病是一种慢性代谢性疾病，需终身治疗，严格控制饮食，这常会使患者感到失去生活乐趣而产生悲观情绪。评估时应注意随着各种严重并发症的出现，有些患者会自暴自弃，需要家属耐心细致地予以帮助和支持。

4. 辅助检查

（1）血糖测定：老年人血糖诊断标准与一般成年人相同，即空腹血糖（隔夜禁食至少 8 小时以上）≥7.0mmol/L 和（或）餐后 2 小时血糖≥11.1mmol/L，即可诊断本病。对老年人必须重视餐后 2 小时血糖测定，因为其餐后 2 小时血糖增高明显多于空腹血糖。

（2）尿糖测定：老年人因为肾动脉硬化，使肾小球滤过率降低，尿糖阳性率低，表现为血糖与尿糖阳性程度不符。

（3）口服葡萄糖耐量试验（OGTT）：对诊断有疑问者可进行该实验。

（4）胰岛素和胰岛素释放试验：老年人多存在胰岛素功能低下和胰岛素抵抗。

（5）糖化血红蛋白（GHb）：此指标可反映较长时间内血糖的变化情况，其特异度高，但敏感性差。GHb 是糖尿病患者病情监测的指标。

案例 7-4 分析

李奶奶血糖控制不佳，空腹血糖 15～20mmol/L，自主呼吸困难，口腔异味，嗜睡，体重下降明显，右足感麻木，心界稍向左扩大。

（二）主要护理问题及合作性问题

1. 营养失调　低于机体需要量　与机体代谢异常、饮食习惯不良有关。

2. 有感染的危险　与高血糖、代谢紊乱、机体抵抗力下降有关。

3. 焦虑　与血糖控制不理想、长期治疗、出现并发症有关。

4. 知识缺乏：缺乏糖尿病的预防、用药和自我护理的知识。

5. 低血糖反应　与降血糖药物过量、用药后未及时进食、运动量突然加大有关。

6. 潜在并发症：低血糖、高渗性昏迷、乳酸性酸中毒、大血管或微血管病变。

（三）护理措施

1．一般护理

（1）饮食护理：①确定每日所需总热量。成人休息状态每日每公斤理想体重给予热量105～126kJ（25～30kcal），轻体力劳动 126～146kJ（30～35kcal），中体力劳动 146～167kJ（35～40kcal），重体力劳动 167kJ（40kcal）以上，根据体重和劳动强度酌情增减，使体重逐渐恢复到理想体重的±5%左右。②确定各营养要素的比例：糖类占总热量50%～60%，提倡用粗制米面和适量杂粮；蛋白质占总热量的15%～20%，以优质蛋白为主，以保证必需氨基酸的供给；脂肪类占总热量的20%～30%，多食用含不饱和脂肪酸的植物油。③合理热量分配：确定每日饮食总热量和各营养要素的组成后，根据生活习惯、病情和治疗合理安排。可按一日三餐分配为1/5、2/5、2/5。富含纤维素的食物可以延缓食物吸收，降低餐后血糖，并促进胃肠蠕动，防止便秘。

（2）运动指导：根据年龄、性别、体力、病情及有无并发症等情况来选择有规律的合适运动，运动应量力而行，持之以恒很关键，餐后散步 20～30 分钟是改善餐后血糖的有效方法，运动后患者心率达到（170－年龄）为宜。注意不在空腹时运动，以免发生低血糖反应。

（3）预防感染：保持全身和局部的清洁，尤其是口腔、皮肤、会阴部的清洁。注意糖尿病足的护理，观察足部皮肤的颜色、温度的变化，每日清洗和按摩足部皮肤，勤修剪指甲，鞋袜宽松舒适，预防皮肤损伤和感染，有皮肤破溃和感染时及时处理。

2．病情观察　胰岛素治疗时注意低血糖、低血钾的发生；准确记录出入量，观察尿糖、酮体的变化。治疗酮症酸中毒时，输液速度不宜太快，防止诱发心力衰竭。按时按剂量服药。

3．用药护理

（1）磺脲类：第二代磺酰脲类药物有不同的作用特点。格列本脲在减少心血管反应方面有优势，但低血糖的发生率也高，老年人应慎用；格列喹酮95%由胆汁经粪便排泄，仅 5%从肾脏排泄，较适于老年患者，尤其是合并轻度肾功能不全者；格列齐特和格列吡嗪对糖尿病并发症有一定的防治作用，且作用温和，适用于老年患者；第三代药物格列美脲低血糖事件发生率低，对心血管系统影响小。但所有磺酰脲类药物都能引起低血糖，建议老年糖尿病患者使用短效制剂。

（2）双胍类：适用于肥胖的老年 2 型糖尿病患者，对非肥胖患者伴有肌酐清除率异常、肝病变时易导致肝肾功能不全。用药过程中注意观察有无胃肠道反应。

（3）噻唑烷二酮类：是一种胰岛素增敏剂，且没有发生低血糖的危险，还可同时降低血脂、糖化血红蛋白。可单用或与双胍类、磺脲类、胰岛素联合应用，与胰岛素合用可减少胰岛素的用量。

（4）α-葡萄糖苷酶抑制剂：该药适用于老年糖尿病患者，单独使用不会产生低血糖，且可通过降低餐后高血糖，使胰岛素的需要量降低。其主要不良反应为肠胀气，故伴有肠道感染者不宜使用。

（5）胰岛素：对老年糖尿病患者主张积极、尽早使用胰岛素。应在综合治疗的基础上进行，从小剂量开始，根据血糖水平进行调整。胰岛素采用皮下注射法，餐前 15～30 分钟使用。应经常变换注射部位，以防组织硬化，影响吸收，注射部位主要有上臂三角肌、大腿前侧、臀部、腹部，注意观察疗效和不良反应。血糖控制不可过分严格，空腹血糖宜控制在 9mmol/L 以下，餐后 2 小时血糖控制在 12.2mmol/L 以下。

4．心理护理　老年糖尿病患者常存在焦虑和抑郁，应理解和关心患者，让患者和家属认识到糖尿病虽然是终身疾病，但是通过综合治疗，患者同样能和正常人一样长寿，帮助患者保持稳定的情绪，积极配合治疗。

5．健康教育

（1）对患者和家属耐心宣教：老年人理解力差、记忆力减退，应注意用通俗易懂的语言耐心细致地向糖尿病患者讲解糖尿病的原因、临床表现、检查和治疗。

（2）日常生活指导：糖尿病作为一种慢性病，增强老年糖尿病患者的自护能力是提高生活质量的关键。教会老年糖尿病患者饮食与运动治疗实施的原则和方法；教会患者足部护理的方法和技巧；指导患者正确处理精神压力，保持平和的心态。及时识别并发症，掌握处理方法，必要时送医院就诊。

（3）用药指导：向患者及其家属详细讲解口服降血糖药的种类、剂量、给药时间和方法，教会其观察药物的不良反应。使用胰岛素者，应配合各种教学辅助工具，教会患者及其家属正确的注射方法。指导患者掌握血糖、血压、体重指数的监测方法。

（4）康复指导：糖尿病周围神经病变可引起感觉和运动功能障碍。感觉功能的康复可通过经皮神经点刺激疗法、电刺激疗法、磁疗、红外线治疗等物理方法缓解疼痛和促进保护性感觉的恢复。运动功能康复包括平衡训练和耐力训练，平衡训练通过刺激足底触觉和本体感觉达到改善平衡障碍的目的，中等强度的耐力训练可改善周围神经病变。

（5）定期复查：每3～6个月门诊复查1次，每年全身检查1次，尽早防治各种并发症。

知识链接　　　　　　　　　　**糖尿病防治的"五驾马车"**

国际糖尿病联盟（IDF）将健康教育与心理改善、药物改善、饮食改善、运动改善和血糖监测形象地称为糖尿病改善的"五驾马车"，正确驾驭"五驾马车"就能使糖尿病患者血糖长期控制稳定，结合减少吸烟、饮酒、改善高血脂等其他有害因素，就能有效防止或减少糖尿病并发症的发生，最终达到延长寿命、提高生活质量的目标，享受健康人生。

第4节　老年神经系统常见疾病患者的护理

一、老年神经精神系统解剖生理变化

（一）脑

老年人的脑体积逐渐缩小，重量逐渐减轻，重量较成年人可减少 6%～10%。脑回变窄、脑沟增宽变深、脑室扩大，出现显著脑萎缩。以额、颞叶明显，因此老年人常出现记忆力减退、思维判断能力下降等变化。大脑皮质锥体细胞的树突减少，使神经递质减少，神经元的轴突减少、肿胀和脱髓鞘，导致神经细胞物质传递回路中断，神经兴奋性差，步态不稳再加上肌肉萎缩，导致老年人容易发生跌倒。老年人脑中可见神经纤维缠结、脂褐质、马氏小体和类淀粉物沉积等改变，是脑老化的重要标志。

（二）脑代谢和神经递质

老年人动脉粥样硬化导致脑组织缺血、代谢率降低，耗氧量下降，脑蛋白质代谢障碍，葡萄糖利用减少，最终导致脑软化。神经传导功能和受体结合功能也因磷脂代谢紊乱而改变。这些改变使老年人对内、外环境的适应能力降低，智力衰退，记忆力减退，注意力易分散，易疲劳，睡眠不良，性格改变。

（三）脑血管

随着年龄增长，脑血管发生退行性变，脑血流量逐渐减少，脑组织缺氧，特别是脑血管动脉粥样硬化，导致脑血液循环阻力增大，血流量减少，脑供血不足，影响脑代谢。血-脑脊液屏障功能减弱，容易发生神经系统感染性疾病。

二、老年脑梗死患者的护理

案例 7-5

> 程爷爷，64 岁。偏瘫、失语、吞咽困难 1 小时入院。原有高血压、高血脂病史 10 年，平时血压控制不理想，近来时有左手麻木表现。今晨醒来，左手活动不灵活，数小时后症状逐渐加重，左上、下肢完全不能活动，伴有说话吐字不清，口角流涎来院急诊。体检、体温 37℃，脉搏 82 次/分，呼吸 18 次/分，血压 160/110mmHg。神志清，两侧瞳孔等大等圆，对光反射存在。左上肢肌力 2 级，左下肢肌力 1 级。上下肢肌张力增高、肱二头肌反射、膝腱反射亢进，巴宾斯基征阳性。CT 扫描脑部可见右侧有一低密度病变区。
>
> **问题：** 1. 程爷爷的主要护理问题是什么？
> 2. 为程爷爷实施的护理措施有哪些？
> 3. 请为程爷爷制订切实可行的康复训练计划。

脑梗死（cerebral infarction，CI）又称缺血性脑卒中，是指各种原因所致脑部血液供应障碍，致局部脑组织缺血、缺氧性坏死，而出现相应神经功能障碍的一类临床综合征，主要包括脑血栓形成和脑栓塞。其发生率占脑血管病的 60%～80%，是老年人致死致残的主要疾病之一。

动脉粥样硬化是脑梗死最主要的病因，因此，高血压、糖尿病、高脂血症、高黏滞血症、吸烟、冠心病等导致或加重动脉粥样硬化的因素都与老年脑梗死的发生有关。①脑血栓形成：动脉粥样硬化、动脉炎、血管痉挛、血液成分和血流动力学改变可促进血栓形成。②脑栓塞：老年人最常见的是主动脉弓及其发出的大血管的动脉粥样硬化斑块脱落或肺静脉血栓脱落形成栓子，随血流运行至脑动脉导致脑栓塞，另有脂肪栓子、气体栓子等。

（一）护理评估

1. **健康史**　了解有无脑梗死家族史；评估既往健康状况，询问起病时间，方式，是白天活动时还是安静睡眠时发病；有无明显诱因，如用力，情绪激动等；有无头痛、头晕、语言障碍、肢体麻木无力等前驱症状及伴发症状；了解患者的生活方式、饮食习惯、烟酒嗜好等。

2. **身体状况**

（1）脑血栓形成：部分患者有短暂性脑缺血发作史。多在安静或睡眠中发作，发病时一般神志清楚，局灶性神经系统损伤的体征多在 10 余小时或 1～2 日达高峰，临床表现取决于梗死灶的大小和部位、其中大脑中动脉闭塞最为常见，可出现典型的"三偏"症状，症状为病变对侧偏瘫、偏身感觉障碍、同向偏盲。

（2）脑栓塞：多在活动中起病急骤，无前驱症状，局灶性神经系统损伤的体征在数秒至数分钟达到高峰，多表现为完全性卒中。大多数患者伴有风湿性心脏病、冠心病和严重心律失常、心脏手术、血管内介入治疗等栓子来源病史，部分患者有脑外多处栓塞证据，如肺栓塞、肾栓塞或下肢动脉栓塞等。

（3）并发症：老年人由于多病并存，心，肺、肾功能较差，常易出现各种并发症。

3．心理-社会状况　脑栓塞引起的脑梗死多数起病急骤，老年人常在几小时或几天内突然出现偏瘫、失语、吞咽困难等神经功能障碍，且疗效慢，恢复时间长，长期治疗和护理会给家庭生活带来影响，加重经济负担，因而老年人出现不同程度的心理社会问题，如焦虑、自卑、悲观等。

4．辅助检查

（1）头颅 CT：急性卒中老年人，头颅 CT 扫描最常用，对于发病早期脑梗死与脑出血识别最重要，梗死 24 小时后，梗死区域为低密度影。可显示梗死的部位、大小及数量等。

（2）磁共振（MRI）：比 CT 更早发现梗死灶，尤其对脑干小脑梗死的诊断率高。

（3）数字减影血管造影（DSA）：可显示动脉闭塞或狭窄的部位和程度，还可以显示颅内动脉瘤和血管畸形。

（4）经颅血管多普勒（TCD）：可测定颅底动脉闭塞或狭窄的部位和程度，对血管狭窄引起的 TIA 诊断有帮助。

（二）主要护理问题及合作性问题

1．躯体活动障碍　与偏瘫或肌张力增高有关。

2．语言沟通障碍　与意识障碍或病变累及语言中枢有关。

3．有外伤的危险　与偏瘫、平衡能力降低有关。

4．生活自理缺陷　与偏瘫或长期卧床体力下降有关。

5．焦虑　与生活自理缺陷、担心预后有关。

6．潜在并发症：肺炎、泌尿系感染、消化道出血、压疮、失用综合征等。

（三）护理措施

治疗护理的目标是超早期治疗改善缺血梗死区域的血液循环，尽可能恢复神经功能，预防急性期并发症的发生，预防复发。实施系统化早期康复指导，提高患者的生活质量。

1．一般护理

（1）环境：患者取平卧位，昏迷患者尽量减少搬动。为患者提供安静舒适的环境，这样有利于患者的身心健康，又方便护理人员与患者之间的有效沟通。

（2）氧疗：间歇给氧，对脑干卒中和大面积梗死等病情危重患者或有气道受累者，需要及早采用气管内插管或气管切开术。

（3）饮食护理：选用低盐、低脂、低热量、高蛋白的清淡饮食。对吞咽困难者可行半流质饮食，且速度应缓慢。因意识不清不能进食时，可通过静脉或鼻饲管供给营养。

（4）监测病情：密切观察患者意识、瞳孔、生命体征、肌张力的变化，加强血气分析、心电图、血压的监测，防止低氧血症、心律失常及高血压的发生。

2．用药护理

（1）溶栓剂：在起病 3~6 小时（超早期治疗）使用，可使脑组织获得再灌注，常用药物为尿激酶、重组型纤溶酶原激活物，该类药物最严重的不良反应是颅内出血，使用期间严密观察生命体征、瞳孔、意识状态，同时注意有无出血倾向。

（2）抗凝血药：可减少 TIA 发作和防止血栓形成，常用药物为肝素和华法林。用药期间严密监测凝血时间和凝血酶原时间。

（3）抗血小板聚集药：在急性期使用可降低死亡率和复发率，注意不能在溶栓或抗凝治疗期间使用，常用药物为阿司匹林、氯吡格雷。除了观察有无出血倾向外，长期使用阿司匹林可引起胃肠道溃疡，因此消化性溃疡患者应慎用。

（4）降颅内压药：大面积脑梗死可出现脑水肿和颅内压增高，需要应用脱水药降低颅内压，常用药物有甘露醇、呋塞米、白蛋白。使用过程中应记录 24 小时出入液量，使用甘露醇降颅内压时滴速要快。

3．对症护理

（1）意识障碍：保持床单位清洁、干燥，定时翻身拍背，按摩骨突处，预防压疮；做好大、小便护理，防止泌尿系统感染；注意口腔卫生，预防感染。谵妄躁动者，应加强护档防护，以防坠床，必要时使用约束带。慎用热水袋，以防烫伤。

（2）肢体活动障碍：加强患肢保护，置患肢于功能位，指导患者或家属协助患肢的被动运动。注意活动时的安全防护，防止患者跌倒。地面要防滑、防湿，走廊、卫生间设置扶手，外出时要有人陪护。

（3）语言沟通障碍：护理人员与患者交流时，语速要慢，仔细倾听。鼓励患者通过多种方式向医护人员或家属表达自己的需要，可借助卡片、笔、本、图片表情或手势等提供简单而有效的双沟通方式。语言功能训练时，可先从单音节开始，逐步过渡到多音节发音的训练。

（4）吞咽障碍：进食时宜取坐位或半卧位，药物和食物宜压碎，以糊状缓慢从健侧喂入，必要时鼻饲流质。如果患者误吸或呛咳，应立即让患者头偏向一侧，及时清理口鼻分泌物和呕吐物，预防窒息和吸入性肺炎。

（5）预防并发症：指导患者在急性期生命体征平稳时就进行被动运动，鼓励早期下床活动，日常生活尽量自己动手，必要时予以协助，尤其做好个人卫生，积极预防坠积性肺炎、泌尿系感染、失用综合征等并发症。

4．心理护理　同情理解老年患者感受，鼓励其表达内心的情感，增强其战胜疾病的信心，教会家属照顾患者的方法和技巧。

5．健康教育

（1）知识宣教：向患者及其家属讲解脑梗死的病因、表现、就诊时机及治疗和预后的关系；解释药物的使用方法及不良反应。

（2）生活指导：①饮食。应适当限制脂肪、糖及盐的摄入，少喝咖啡，每餐进食七八分饱。进食后保持坐位或半坐卧位 30～60 分钟，防止食物反流。意识不清不能进食的患者，可通过静脉或鼻导管供给营养。②穿衣。指导患者穿宽松、柔软、棉质、穿脱方便的衣服。穿衣顺序是先患侧后健侧，脱衣时相反。不宜穿系带的鞋子。③如厕。训练患者养成定时排便的习惯，如活动障碍，可利用便器在床上排便。

（3）康复训练：①语言。从发音开始，按照字、词、句、段的顺序训练患者说话，护理人员应仔细倾听，善于猜测和询问，同时要对家属做必要指导，为患者创造良好的语言环境。②运动。运动功能训练要循序渐进。对肢体瘫痪患者在康复早期即开始做关节的被动运动，幅度由小到大，由大关节到小关节，应尽早协助患者下床活动，先借助扶手练习站立转身，后逐渐借助拐杖或助行器练习行走，教会患者拐杖的使用方法。③协调。主要是训练肢体活动的协调性，先集中训练近端肌肉的控制力，后训练远端肌肉的控制力，训练时要注意保证患者的安全。

三、帕金森病患者的护理

案例 7-6

> 赵爷爷，76 岁。肢体震颤 3 年，伴随行动迟缓 1 年。患者 3 年前出现右上肢震颤，呈静止性，紧张时严重，睡眠时消失，震颤逐渐累及左上肢、左下肢及右下肢。行动迟缓，以右侧肢体为重，右上肢不能摆臂。护理体检：面具脸，脑神经未见异常，四肢静止性震颤，四肢肌张力不同程度增高，呈齿轮样强直，四肢肌力正常，腱反射正常，病理反射未引出。头部 CT 示：脑萎缩。
>
> **问题：** 1. 赵爷爷出现了什么问题？
> 　　　　2. 如何对赵爷爷进行全面的护理评估？
> 　　　　3. 如何指导赵爷爷进行有效的家庭治疗和护理？

帕金森病（Parkinson disease，PD）又称震颤麻痹，是中老年人常见的神经系统锥体外系疾病，也是一种中老年常见的神经系统进行性变性疾病，以黑质多巴胺（DA）能神经元变性缺失和路易小体形成为特征。临床以静止性震颤、运动迟缓、肌强直和姿势步态异常为主要表现。本病多在 60 岁以后发病，男性略多于女性。

帕金森病的病因迄今不明。目前认为可能是以下多种因素共同作用所致。①神经系统老化：帕金森病多见于中老年人，40 岁以前发病少见，我国 65 岁以上人群总体患病率为 1700/10 万，提示神经系统老化与发病有关。②环境因素：长期接触分子结构类甲苯基四氢吡啶（MPTP，为合成阿片副产物）的某些工业或和农业毒物，可导致多巴胺能神经元变性死亡，诱发典型的帕金森综合征。③遗传：约 10%帕金森病患者有家族史。基因易感性如细胞色素 P450 2D$_6$ 型基因可能是本病的易感基因之一。

（一）护理评估

1. 健康史　了解有无家族史；了解患者年龄、起病方式、病程；询问患者的职业、工作、生活环境；了解患者既往有无脑动脉粥样硬化、脑炎、外伤史；询问药物使用情况。

2. 身体状况

（1）静止性震颤：常为首发症状，多由一侧上肢远端开始，手指呈"搓丸样"动作，静止时出现，随意运动时减轻或消失，睡眠时消失，故称为"静止性震颤"，是帕金森病最主要的特征。

（2）肌强直：表现为主动肌和拮抗肌张力增加，被动运动时始终存在，称"铅管样强直"；如检查时肌强直与震颤同时出现，可表现为"齿轮样强直"。

（3）运动迟缓：随意动作减少、主动运动减慢。面部肌肉运动减少，常呈双眼凝视，瞬目少，表情呆板，称为"面具脸"；往往不能做精细的动作，如解系鞋带、扣纽扣等动作变得比以前缓慢许多，或者根本不能顺利完成；书写时，字越写越小，称"写字过小症"。

（4）姿势步态异常：患者出现头部前倾、躯干俯屈、肘关节屈曲、腕关节伸直、前臂内收、髋、膝关节轻度弯曲等特殊姿势。疾病早期，表现为走路时患侧上肢摆臂幅度减小或消失，下肢拖拽。随着病情发展，出现运动变换困难，运动中出现数秒停顿，称为凝固现象。始动犹豫和步态凝固是帕金森病的特征，常因障碍物及变换方向而诱发跌倒。行走时起步困难，一旦开步，身体前倾，重心前移，步伐小且越走越快，不能及时停步，称"慌张步态"。晚期，患者坐下后不能自行站立，卧床后不能自行翻身，日常生活不能自理。

（5）其他：因口、舌、腭及咽部肌肉的运动障碍，患者不能自然咽下唾液，导致大量流涎。严重时可导致进食、饮水呛咳。言语减少，语音低沉、单调。可有自主神经功能紊乱现象，如唾液和皮脂腺分泌增多，汗腺分泌增多或减少，大、小便排泄困难和直立性低血压。少数患者可合并痴呆或抑郁等精神症状。

3. 心理-社会状况　患者因震颤、运动迟缓、"面具脸"及特殊的姿势与步态等，不愿参与社会活动，产生胆怯和逃避心理。因肌张力增强，生活自理能力下降或丧失，再加上社会支持差，而感到无望、无助、无价值、孤独、忧郁等。

4. 实验室及其他检查　血、脑脊液常规检查及头部 CT、MRI 检查均无明显异常。脑脊液中多巴胺的代谢产物高香草酸含量可降低，但缺乏特异性。

（二）主要护理问题及合作性问题

1. 躯体移动障碍　与震颤、肌强直、运动迟缓，随意运动减少等有关。

2. 自卑、焦虑　与身体形象改变及日常生活需他人照护有关。

3. 营养失调：低于机体需要量　与吞咽困难、进食减少和机体耗能增加有关。

4. 自理缺陷　与肌强直、随意运动减少有关。

（三）护理措施

1. 一般护理

（1）病情观察：注意患者震颤的变化、步伐移动情况、生活自理能力的变化等。建议患者或家属坚持写病情治疗与康复记录，以便及时发现病情变化。

（2）生活护理：①皮肤护理。对多汗及皮脂腺分泌亢进的患者，指导患者穿着柔软、宽松吸汗的棉质衣服，勤更换衣物，协助患者洗澡、擦浴。②日常生活护理。对行动不便的患者，做好安全防范，移开环境中的障碍物，保持地面平坦，协助患者移动，防止摔伤，行走困难者以拐杖助行；穿脱衣服，扣纽扣，系腰带、鞋带等有困难者，需给予帮助。③预防压疮。卧床患者应保持床单平整，及时更换床单，定时翻身，可酌情使用气垫床或按摩床，局部按摩。

（3）饮食护理：①饮食原则。给予足够的总热量、适量优质蛋白质、高维生素、低盐易消化食物，依据病情补充维生素。多吃新鲜蔬菜和水果，及时补充水分，防治大便秘结。②进食方法。进食或饮水时取坐位或半卧位，进食环境安静，不催促，必要时可用吸管吸取流食，对咀嚼困难和吞咽困难者，给予小块食物或不易反流的流食，指导患者少量分次吞咽。无法自行进食者，可鼻饲。

2. 用药护理　告知患者本病以药物治疗为主，可应用抗胆碱能药和增强多巴胺能递质功能的药物，但药物治疗只能改善症状，不能阻止病情发展，需终身服药。用药过程中注意震颤、肌强直及其他症状的改善情况，以确定药物疗效。要详细交代服药的时间、剂量及不良反应。药物累加可引发中毒，一旦出现，及时复诊。

3. 运动护理　告知患者及其家属运动锻炼的目的在于防止和延迟关节强直与肢体挛缩，指导患者及其家属进行松弛训练、关节主动与被动锻炼、姿势平衡步态训练。本病早期应坚持一定的体力活动，主动进行肢体功能锻炼，四肢各关节做最大范围的屈伸、旋转等活动，以预防肢体挛缩、关节僵直的发生。晚期患者做被动肢体活动和肌肉、关节的按摩，以促进肢体的血液循环。

4. 心理护理　观察患者的心理反应，鼓励患者并注意倾听他们的心理感受，护理人员和家属要共同配合，做好知识宣传，让患者了解病情，主动配合治疗和护理。生活上避免不良刺激，尽量满足患者合理需求。鼓励患者自我护理，增加其独立性及自信心。

5. 健康教育

（1）康复训练：康复训练贯穿在疾病的整个治疗过程中，指导患者坚持主动运动和功能锻炼，多做皱眉、鼓腮、露齿和吹哨等动作；加强日常生活动作训练，进食、洗漱、穿脱衣服尽量自理；病情较重者指导其进行姿势及步态训练；卧床者指导其做被动肢体活动和肌肉、关节按摩。

（2）安全指导：若患者动作缓慢、笨拙，用餐时要防止呛咳或烫伤。要注意移开环境中的障碍物，路面及厕所要防滑，走路时持拐杖助行，外出活动或沐浴时应有人陪护。

（3）定期复查：定期门诊复查，了解病情变化及用药情况，及时调整用药剂量及用药方案。

四、阿尔茨海默病患者的护理

案例 7-7

李爷爷，75 岁，高级工程师，主诉记忆力减退 3 年，加重 4 个月来我院神经内科就诊。经家属回忆，3 年前起，患者经常忘记钱放在哪里，有时觉得别人偷了自己的钱；睡眠较差；曾于外院诊断为"记忆障碍""老年性精神障碍"及"焦虑"，应用过舍曲林等治疗，患者症状未见明显好转。之后语言理解及语速减慢，不能正确认人。体格检查：生命体征正常。心肺腹未见明显异常，意识清楚，言语可，定向力、计算力、回忆能力、视空间和执行能力明显减退，简易智能精神状态检查量表（MMSE）为15 分，日常生活活动能力量表（ADL）为 25 分，汉密尔顿抑郁量表为 1 分。

问题： 1. 本案例的主要护理诊断是什么？
   2. 对李爷爷护理措施有哪些？
   3. 如何对李爷爷进行健康指导？

阿尔茨海默病（Alzheimer disease，AD）是一种进行性发展的致死性神经退行性疾病，临床表现为认知和记忆功能不断恶化，日常生活能力进行性减退并有各种神经精神症状和行为障碍。

阿尔茨海默病病因不明，目前认为与下述因素有关。①家族遗传：应用分子遗传学和连锁分析法发现，AD 与家族遗传密切相关，呈现常染色体显性遗传及多基因遗传，美国科研人员在 2011年 4 月 3 日宣布他们发现了与 AD 相关的 4 个新基因。②免疫系统功能低下：老年人免疫系统进行性衰退及自身免疫性疾病的增加。③神经递质因素：与乙酰胆碱转移酶活性降低有关。④衰老速度加快：主要病理改变为大脑皮质广泛萎缩及神经细胞的衰老变性，神经元的大量减少等。⑤雌激素作用：研究证明雌激素可以保护胆碱能神经元，降低 AD 发生率。

（一）护理评估

1. 健康史

（1）评估老年患者有无中枢神经系统的退行性病变。

（2）了解老年患者近期有无日常生活自理能力明显下降，如近事遗忘，能否独自穿脱衣服，洗手、洗脸、进食、如厕等。

（3）评估老年患者的智能有无减退，如记忆力、认知力、语言表达能力、思维、定向能力及行为性格等有无减退或变化。

（4）评估老年患者意志行为情况，如有无饮食和睡眠障碍，有无不成熟的幼稚行为，即随地大小便、哭闹等。

2. 身体状况 AD 起病隐匿，呈不可逆缓慢发展，常不能追溯到准确的起病日期和特殊症状。根据老人功能日渐受损的情况可将 AD 分为三个阶段。

第一阶段（2～4 年）：丧失近期记忆为首发症状，患者记不住刚刚发生的事和谈话，或在熟悉的环境中迷失，也可能会一再重复词语、句子或有重复性动作。患者可能会意识到自己忘事，也可能意识不到，如果意识到这一点，患者可能会采取弥补措施，写记事单或便条提醒自己。在这一阶段，患者的人格会出现微弱的变化，如社会退缩或易激惹。

第二阶段（2～12 年）：这一阶段身心功能的恶化会更为明显。患者出现明显的记忆力丧失，特点是不能记住任何新信息或学习新技能。患者常会毫无目的地闲逛，下午或晚上尤其严重。此外，患者的口头沟通能力严重受损，虽然能够讲话，但往往不知所云，或难以找到合适的词来表达自己的想法。有的患者还会出现片段的妄想、幻视、幻听或者过度的情绪反应。

第三阶段（1～3年）：患者已认不出家人，甚至不认得镜中的自己，也完全失去沟通、行走或坐立的能力；出现明显的精神行为障碍。

（1）妄想：可出现关系妄想、被害妄想等，如经常怀疑自己东西被"偷窃"，周围人在嘲笑自己，配偶对自己不忠，严重时会出现攻击行为，对家人及护理人员造成伤害。

（2）幻觉：以幻听常见，其次是幻视。

（3）错认：老年患者混淆了现实与视觉的界限，如对着镜子与自己的影像交谈。

（4）人格改变：老年患者原有的人格特征发生了改变，出现固执、偏执、偏激、多疑、自我中心等。

（5）行为改变：老年患者常出现一些幼稚行为、强迫行为，睡眠障碍、大小便完全失禁是常见现象。

疾病发展逐渐缺乏身体活动，长期卧床可导致压疮、肺炎、泌尿系感染或昏迷等并发症，成为老年 AD 患者最常见的死亡原因。

3. 心理-社会评估　护理人员在跟老年患者谈话、了解以往的病史和做功能评估时，对患者的定向力和回忆能力有总体的印象。必要时可通过简易精神状态检查量表来评估患者的认知功能，但是由于视力、听力或语言方面的影响，检查时应该与其他评估方法同时使用。

4. 辅助检查

（1）认知量表检查：简易智能量表（MMSE）、长谷川痴呆量表可用于筛查痴呆；记忆障碍测量用韦氏记忆量表和临床记忆量表；智力测查用韦氏成人智能量表。通过量表检查可判断是否痴呆、痴呆程度以及痴呆类型。

（2）影像学检查：CT 或 MRI 可显示脑萎缩，脑室扩大，脑回变窄，脑沟变宽变深。还有助于发现有无脑血管病变等。

（3）其他：T_3、T_4 检查可了解甲状腺功能，因老年人甲状腺功能减退可引起认知功能下降。通过认知量表评估痴呆程度，影像学检查了解有无脑萎缩及程度并排除其他疾病。

案例 7-7 分析

患者出现定向力、计算力、回忆能力、视空间和执行能力明显减退，简易智能精神状态检查量表（MMSE）为 15 分，日常生活活动能力量表（ADL）为 25 分，汉密尔顿抑郁量表为 1 分。

（二）护理问题及合作性问题

1. 记忆受损　与记忆力进行性减退有关。

2. 个人应对无效　与丧失生活能力，无力解决问题有关。

3. 思维过程改变　与老年性痴呆引起智力丧失有关。

（三）护理措施

治疗护理的总体目标是最大限度地保持老年患者的记忆力和沟通能力，提高其日常生活自理能力，能较好地发挥残存功能，使患者的生活质量得以提高。

1. 一般护理

（1）合理饮食：护士应鼓励老年患者进食，选择低盐、低脂、低热量、易消化富有营养的食物保证充足的饮水，以维持体内环境的稳定。戒烟限酒，避免使用铝制炊具及少吃油条、粉丝等。

（2）充分休息：为老年患者提供一个安静、舒适的生活环境，床铺平整干净，房间宽敞明亮，光线充足。

（3）日常生活指导：护理人员或家属应耐心周到细致地照顾老年患者，根据病情轻重，协助患者做好日常生活，如保持良好的个人卫生习惯，耐心引导或协助患者定期沐浴、更衣、洗发。对于晚期失去自理能力的患者，应合理照顾，预防肺炎、压疮等并发症，对睡眠障碍的患者夜间除保证环境安静、减少刺激外，还应指导其放松，并建立规律的作息时间。

（4）做好安全防护：室内无障碍物，家具摆放合理，地面防滑，床边安装防护设施。对病情严重者应注意其安全，防止摔伤、烫伤、走失等意外发生。出门一定要有人陪伴。

2. 智力训练

（1）逻辑联想、思维灵活性训练：寻找一些有益于智力锻炼的玩具。

（2）分析综合能力训练：让老年患者对一些图片、实物、单词作归纳和分类。

（3）理解和表达能力训练：给老年患者讲述一些事情，讲完后可以提出一些问题让患者回答。

（4）社会适应能力训练：尽可能地让老年患者多了解外部信息，鼓励患者与他人的接触交流。根据病情和文化程度，可教他们记一些数字，由简单到复杂反复进行训练，亦可利用玩打扑克牌、玩智力拼图、练书法等，帮助患者扩大思维和增强记忆。

（5）生活训练：手把手地教老年患者做一些力所能及的家务，如扫地、擦桌子、整理床铺等，以使其生活能够自理。

3. 合理用药　常用药物有胆碱酯酶抑制药，如多奈哌齐、利斯的明等；抗氧化药，如司来吉兰、银杏提取物等；脑细胞代谢激活药，如吡拉西坦、茴拉西坦等。痴呆老年人常忘记吃药、吃错药，或忘了已经服过药又过量服用。所以，患者服药时必须有人在旁陪伴，帮助患者将药全部服下，以免遗忘或错服。对拒绝服药的患者，一定要看着患者把药吃下，让患者张开嘴，看看是否咽下，防止患者在无人看管后将药吐掉，必要时可以将药研碎拌在饭中吃下。对伴有抑郁症、幻觉和自杀倾向的患者，家人一定要把药品管理好，放到患者拿不到或找不到的地方。

4. 心理护理　AD 患者常有不同程度的精神症性心理活动异常，应鼓励患者与家人、亲朋好友多交往，尽量进行思想情感的沟通，减少患者的孤独感，对有幻觉、被害妄想的患者，应多加以语言抚慰，并采用暗示、诱导等方法转移其注意力，多表达对患者的尊重与理解。

5. 健康教育　对家属及老年患者进行 AD 知识教育，发放 AD 患者保健手册和进行必要的技能训练。指导家属关心、关怀孤寡、独居的高龄老人，可以请人陪伴，每日可以下棋、读报、聊天、体育锻炼等，有条件的可以通过社区将老年人集中活动。

知识链接

阿尔茨海默病日

1994 年，国际阿尔茨海默病协会发起每年 9 月份为国际阿尔茨海默病月，9 月 21 日为国际阿尔茨海默病日。在每年的这一天，全世界 71 个国家的阿尔茨海默病协会及患者、患者家属会共同响应，举办不同形式的纪念活动，以号召人们预防痴呆、关怀老年性痴呆者。宣传日主题：衰老还是疾病，正确认识老年痴呆。

第 5 节　老年泌尿生殖系统常见疾病患者的护理

一、老年泌尿生殖系统解剖生理变化

泌尿生殖系统疾病往往因疾病初期未及时诊治，随着年龄的增加，泌尿系统的结构和生物化学代谢方面都发生了不同程度的退行性变，导致肾功能减退，泌尿系统疾病的发病率也随着年龄增长而提高，直接影响老年人的生存质量及身心健康。泌尿生殖系统老化改变如下。

1. 膀胱　因为老化，膀胱肌肉萎缩，肌层变薄，纤维组织增生，使膀胱肌肉收缩无力，容量减少，易产生尿液外溢，残余尿量增加，尿频、排尿不畅，同时因为老年女性盆底肌肉松弛，易引起尿失禁。

2. 尿道　60 岁以上老年人的尿道易纤维化，括约肌萎缩，使尿液流速减慢，排尿无力，导致残余尿量增多和尿失禁。

3. 输尿管　输尿管肌层变薄，纤维化，输尿管张力减弱，尿液进入膀胱的流速减慢，易产生尿液反流而引起逆行感染。

4. 前列腺　通常在 40～60 岁前列腺外区出现退行性变，60 岁前后前列腺逐渐出现均匀的萎缩，随着年龄的增长，前列腺结石也增多，易产生尿路梗阻。老年人因为睾丸萎缩导致性激素分泌紊乱，出现前列腺增生，使尿流阻力增大引起尿路梗阻，同时也影响膀胱排空。

5. 肾结构　主要是肾皮质减少而使肾重量减轻，随着年龄增长，逐渐出现肾小球硬化，使肾小球滤过率有所下降。

6. 肾血流量　由于肾动脉硬化，肾血流量以每年 1% 的速度下降。

7. 浓缩稀释功能　随着年龄的增长，老年人肾脏的浓缩和稀释功能均有所下降。

8. 阴道　阴道萎缩、干燥，阴道 pH 由酸性转为碱性，局部抵抗力下降，易形成萎缩性阴道炎。

二、前列腺增生患者的护理

案例 7-8

马爷爷，68 岁。近 1 年来出现夜间排尿次数增多，排尿费力，滴沥不尽。1 天前受凉后排不出尿，痛苦难忍，立即到医院就诊。

问题： 1. 马爷爷出现了什么问题？
2. 如何对马爷爷进行全面的护理评估？

良性前列腺增生简称前列腺增生（benign prostatic hyperplasia，BPH），是指前列腺体和间质细胞良性增生，细胞增多，为老年男性的常见病。一般男性从 35 岁以后均有不同程度的前列腺增生，多在 50 岁以后出现症状，60 岁以上发病率超过 50%，80 周岁时可达到 90%。

前列腺增生发病原因尚不明确，目前认为与老龄及性激素平衡失调有关。①性激素平衡失调：是引起前列腺增生的重要原因，随着年龄的增长，前列腺腺泡内双氢睾酮含量增加，不断刺激前列腺腺体，导致其增生。②不良饮食习惯：长期饮酒、饮咖啡、喝浓茶、喜食辛辣等刺激性食物及高脂肪、高胆固醇食物，可引起前列腺充血、增生。③性生活过度：可导致前列腺组织长期处于充血状态，到 40 岁以后前列腺逐渐增生。④慢性炎症：尿道炎、睾丸炎等形成的有害物质和病菌长期刺激前列腺可引起增生。⑤其他因素：劳累、便秘、局部受凉、久坐及活动减少可诱发或加重前列腺增生。

（一）护理评估

1. 健康史　详细询问老年人有无尿频、夜尿增多、进行性排尿困难等表现，诊治经过及用药效果。询问老年人有无反复发作下尿路感染、膀胱结石或肾功能不全等疾病，考虑有无前列腺增生的可能；注意有无便秘、饮酒、寒冷、劳累、憋尿等因素诱发急性尿潴留的病史；有无合并高血压、冠心病、肺气肿等疾病。

2．身体状况

（1）尿频：是患者最早、最常见的症状，尤其是在夜间排尿次数增多。主要因为前列腺充血刺激，残余尿量增加，膀胱有效容量减少所致。以后随着尿路梗阻加重，残余尿量增加，尿频也加重。处于失代偿状态的残余尿量值为 50ml。

（2）进行性排尿困难：是前列腺增生症最主要的症状。轻度梗阻时，排尿起始延迟、断续、时间延长；若梗阻加重，排尿费力、尿流射程短、细长、分叉、断续或滴沥，长期排尿困难后腹压增高，可诱发导致腹股沟疝、脱肛等。

（3）尿潴留：随着梗阻程度的加重，可发生尿潴留。膀胱过度充盈，还会使少量尿液从尿道口溢出，出现充溢性尿失禁。便秘、饮酒、寒冷、劳累、憋尿、气候变化、久坐等情况都可诱发急性尿潴留，患者不能排尿，膀胱胀满，下腹疼痛难忍，常需去医院急诊。

（4）血尿：伴有结石发生或膀胱颈黏膜充血时可有血尿发生。

（5）膀胱炎症状：前列腺增生合并感染时，可出现尿频、尿急、尿痛等膀胱炎症状。

3．心理-社会状况　　长期排尿困难或反复出现尿潴留，影响老年患者的睡眠、休息和社交活动，加重精神负担。因此需要评估患者有无紧张焦虑情绪，家庭对患者的关心程度。准备手术治疗的患者，担心出现危险而产生恐惧。

4．辅助检查

（1）肛门指诊：是诊断前列腺增生症的重要手段，检查时可触及增大的前列腺，表面光滑、质韧、有弹性、边缘清楚、中间沟变浅或消失。

（2）B 超检查：可以直接测得前列腺大小，还可测得膀胱残余尿量。经直肠超声扫描更准确。

（3）其他：必要时可选择尿流动力学检查，对排尿功能客观评价。血清前列腺特异抗原（PSA）测定，可鉴别前列腺增生和前列腺癌。

（二）主要护理问题及合作性问题

1．排尿障碍：排尿困难　　与前列腺增生引起尿路梗阻有关。

2．睡眠型态紊乱　　与夜尿、尿路梗阻、尿频有关。

3．有感染的危险　　与尿潴留有关。

4．焦虑　　与排尿困难或尿潴留影响睡眠，以及担心手术风险及预后有关。

（三）护理措施

1．一般护理

（1）饮食护理：给予易消化的高蛋白、高维生素、高纤维素、低脂肪饮食。避免短时间内大量饮水，防止膀胱急剧扩张。避免喝酒或有利尿作用的饮料，以免引起尿潴留。

（2）生活护理：指导老年患者养成良好的生活方式，生活起居有规律。夜间尿频时可在床旁放便器或床尽量靠近卫生间，叮嘱患者不要憋尿。

2．用药护理

（1）α 受体阻滞药：使膀胱颈及前列腺平滑肌松弛，解除尿路梗阻，起效快，但不良反应多，主要有头痛、心悸、鼻塞和直立性低血压等。初始用药或合用抗高血压药时应注意观察血压变化，变动体位要慢，防止低血压晕厥的发生。

（2）激素相关类药物：以 5α-还原酶抑制药最为常用，可控制前列腺增生，改善临床症状。此类药物起效较慢，停药后前列腺恢复增生，因此需终身服药。需做好解释工作，鼓励老年患者坚持服药。

3．尿潴留的护理　　发生急性尿潴留，应给予临时或留置导尿，必要时可行耻骨上膀胱造口术；控制感染，预防发生肾功能损害。在留置导尿或耻骨上膀胱造口引流期间，要保持引流通畅，为预防感染应每天 2 次冲洗膀胱。

4. 手术治疗的护理

（1）术前护理：向老年患者介绍手术治疗的目的和方法、手术前后的注意事项，消除患者的恐惧。

（2）术后护理：密切观察老年患者病情变化，遵医嘱定时冲洗膀胱。术后腹胀消失、肛门排气后给予半流质饮食，嘱患者多饮水，增加尿量可以起到冲洗膀胱的作用。

5. 健康教育

（1）生活指导：老年患者应保持乐观的情绪，养成良好的生活习惯。生活要规律，饮食以清淡为主，避免进食辛辣刺激食物，忌烟酒。睡眠要充足，保持大便通畅。注意保暖，避免受凉和劳累、避免久坐不动。

（2）治疗指导：指导老年患者按时服药，坚持每年进行直肠指诊、前列腺 B 超检查，了解前列腺增生情况。

三、尿路感染患者的护理

案例 7-9

周奶奶，75 岁。昨天出现下腹不适、腰骶酸痛、夜尿增多、尿失禁等症状。痛苦难忍，立即到医院就诊。化验尿液中无白细胞，询问得知周奶奶患有 2 型糖尿病多年，最近几年出现过几次上述症状。

问题： 1. 周奶奶出现了什么问题？

2. 如何对周奶奶进行全面的护理评估？

尿路感染（urinary tract infection）是致病菌侵入泌尿系统而引起的炎症，可分为上尿路感染和下尿路感染，尿路感染位居老年人感染性疾病的第二位。65 岁以上老年人尿路感染的发病率高达 10%，随年龄的增长而增加，老年女性较老年男性发病率更高。

任何细菌都可引起老年人尿路感染，其中老年女性多为大肠埃希菌感染，老年男性多为变形杆菌感染。随着抗生素的大量临床使用，近年来革兰阳性菌和真菌性尿路感染增多，耐药甚至多耐药现象呈增加趋势。老年人易患尿路感染的主要原因为：①局部抵抗力降低，老年女性雌激素减少，尿路黏膜退行性改变，阴道 pH 相对升高，难以抑制局部细菌生长。②排尿不畅，由于老年人神经、肌肉功能减退，排尿反射不敏感，排尿无力，或由于前列腺增生、尿路结石、泌尿系统肿瘤等导致尿路梗阻，使老年人排尿不畅，膀胱内残余尿增多，细菌容易生长繁殖。③尿量减少，老年人常饮水不足，尿量减少，尿液对尿路的冲刷作用减弱，细菌容易在尿路内繁殖，导致尿路感染。④慢性疾病，老年人常常患有多种慢性疾病，并常由此导致偏瘫、长期卧床、尿失禁、营养不良、机体抵抗力下降等情况，使泌尿系统容易发生感染。老年糖尿病患者也因抵抗能力低下易并发尿路感染。⑤留置导尿，尿失禁、尿潴留老年患者，需通过留置导尿管缓解症状。留置导尿时细菌沿着导尿管上行，可导致老年人尿路感染。

（一）护理评估

1. 健康史　评估老年人有无乏力、下腹不适、腰骶部酸痛、食欲缺乏、夜尿、尿失禁等症状，以及症状的持续时间及其程度。了解老年人有无尿路感染史、尿路梗阻等疾病，有无长期卧床尿失禁、营养不良等情况，有无留置导尿管等侵入性操作的病史。了解此次发病前使用抗生的情况、疗效及不良反应。

2. 身体状况

（1）症状不典型：老年患者尿路感染后可无发热，膀胱刺激征不明显，仅表现为乏力、精神萎靡、下腹不适、腰骶酸痛、食欲缺乏、夜尿增多、尿失禁等非典型症状。

（2）病情重：有些老年患者尿路感染后寒战、高热等全身反应明显，菌血症发生率高，严重者可发生败血症、感染性休克等。

（3）尿液中可无白细胞：部分老年患者尿路感染后尿常规检查无白细胞增多现象。

（4）易反复：老年患者尿路感染复发率及再感染率较高，且不易治愈，是诱发患者慢性肾衰竭的重要原因。

3. 心理-社会状况　评估老年患者有无焦虑、紧张等情绪，家庭成员对患者的关心程度。评估患者患病后有无“害羞”心理，出现不适是否愿意接受泌尿生殖系统检查和治疗。

4. 辅助检查

（1）尿液检查：尿沉渣镜检白细胞>5 个/HP 称为白细胞尿，对尿路感染诊断意义较大，部分肾盂肾炎患者尿中可见白细胞管型。涂片细菌检查可初步确定是杆菌或球菌、革兰阴性还是革兰阳性菌，对及时选择有效抗生素有重要参考价值。细菌培养，清洁中段尿细菌定量培养≥10^5/ml，可确诊尿路感染。

（2）血液检查：急性肾盂肾炎时血白细胞常升高，中性粒细胞增多，核左移。慢性肾盂肾炎肾功能受损时可出现肾小球滤过率下降，血肌酐升高等。

（3）影像学检查：及时发现有无导致尿路感染反复发作的因素。

（二）主要护理问题及合作性问题

1. 舒适的改变　与尿路炎症刺激有关。

2. 体温过高　与细菌感染有关。

3. 焦虑　与反复发作尿路感染有关。

（三）护理措施

1. 一般护理

（1）饮食护理：急性期老年患者应卧床休息，进食营养丰富、清淡易消化饮食。排除心、肝、肾功能不全等情况下，鼓励患者多饮水，使尿量每日保持在 2500ml 以上，以冲洗尿路，减轻膀胱刺激征。

（2）生活护理：协助老年患者保持皮肤、口腔、会阴部、肛周的清洁，勤换内衣，保持床单被套清洁、平整。避免不必要的器械检查和损伤。

2. 对症护理　对寒战高热者，应定时测量体温并做记录，必要时予以物理降温或药物降温，皮肤出汗时应及时擦干；对肾区明显疼痛的患者叮嘱其不要弯腰、站立或坐直，以减少肾包膜的牵拉力；也可以进行热敷、局部按摩等减轻疼痛。

3. 用药护理　抗生素使用应早期、足量、足疗程，注意观察药物的不良反应。急性肾盂肾炎应在症状消失、尿检查正常后需继续用药 3~5 天，然后停药观察。在停药后 1、2、6 周做尿细菌培养，如均为阴性，方可认为治愈，切忌停药过早或停药后不观察、不复查，以免病情迁延转成慢性肾盂肾炎。

4. 清洁中段尿培养护理　向老年患者解释清洁中段尿培养检查的意义和方法。采集尿培养标本时应使用灭菌容器，充分清洗外阴，消毒尿道口，避免阴道分泌物、血液、粪便污染标本。应在使用抗生素 5 天之前或停用抗生素 5 天之后留取尿液，应严格无菌操作，以确保培养结果的准确性。一般取清晨新鲜、中段尿液（尿液在膀胱中停留 6～8 小时，使细菌有足够繁殖时间），取标本后在 1 小时内培养或冷藏保存。培养结果阳性时，应做药敏试验以指导抗菌药的选用。

5. 心理护理　告诉老年患者急性尿路感染大部分预后较好，消除其紧张、焦虑的情绪。向患者讲解该病的病因与诱因，解释各种检查的意义和方法，协助做好清洁中段尿培养标本采集和送检。

6. 健康教育

（1）加强营养与运动：教育老年患者平时注意饮食营养，加强锻炼，避免过度劳累，以增强全身机体的抵抗力。

（2）做好个人卫生：注意局部清洁卫生，每晚用清水或 0.1%高锰酸钾溶液清洁外阴及肛周皮肤，女性患者不要坐浴，勤换内裤，保持会阴部的清洁卫生，增强局部抵抗力。

（3）正确饮水排尿：每天多饮水（饮水量在 2500ml 以上）、勤排尿、不憋尿是最简单最有效的预防尿路感染的措施。

（4）避免尿道损伤：避免尿路不必要的损伤，尽量避免导尿操作，及时治疗局部炎症如女性阴道炎。

（5）其他：遵医嘱服用抗菌药物，预防复发。

四、萎缩性阴道炎患者的护理

案例 7-10

　　李奶奶，61 岁。近两年来出现了会阴部瘙痒，伴有阴道疼痛、干涩和烧灼感，有时有尿频尿急的现象。老人觉得难以启齿，在家人的劝说和陪伴下到医院去做检查。体检时可见阴道壁菲薄，合并炎症感染时有阴道充血或出血点，阴道内分泌物浑浊，白带呈脓性。
问题：1. 李奶奶出现了什么问题？
　　　　2. 如何对李奶奶进行全面的护理评估？

萎缩性阴道炎（atrophic vaginitis）常见于自然绝经或人工绝经后妇女，也可见于产后闭经或假绝经治疗的妇女。卵巢功能衰退后，雌激素水平明显下降，阴道壁萎缩，黏膜变薄，上皮细胞内糖原含量减少，阴道内 pH 增高（5.0～7.0），嗜酸性乳杆菌不再为优势菌，阴道自净作用减弱，大肠埃希菌等致病菌过度繁殖，容易入侵引起炎症。

（一）护理评估

1. 健康史　询问有无萎缩性阴道炎发生的相关致病因素，如自然绝经或人工绝经史、产后闭经史、药物假绝经治疗史等。

2. 身体状况　主要症状为外阴烧灼不适、瘙痒和阴道分泌物增多。阴道分泌物稀薄，呈淡黄色，严重者可呈脓血性白带。妇科检查见阴道呈萎缩性改变，阴道黏膜充血，有散在出血点，有时可见浅表溃疡，溃疡面可与对侧粘连。

3. 心理-社会状况　由于长期外阴瘙痒、灼痛，患者常常焦虑、烦躁。有血性白带者，担心可能患有恶性肿瘤而焦虑不安。

4. 辅助检查

（1）阴道分泌物检查：镜下见大量基底层细胞和白细胞，而无滴虫及假丝酵母菌。

（2）宫颈细胞学检查：有血性白带者常规进行，必要时行分段诊刮术，与子宫恶性肿瘤相鉴别。

（二）常见护理诊断/问题

1. 舒适度下降　与外阴烧灼不适、瘙痒有关。

2．焦虑　与担心发生生殖系统恶性肿瘤有关。

（三）护理措施

1．用药护理　向患者及其家属讲解用药的目的、方法和注意事项。

（1）增加阴道抵抗力：小剂量局部应用雌激素以改善局部状况，对于反复发作者也可全身给药，但乳腺疾病或子宫内膜增生病变及癌症患者慎用。

（2）抑制细菌生长：老年患者可采用 1% 乳酸冲洗阴道，抑制细菌生长。常在阴道冲洗后进行阴道局部用药。阴道局部应用抗生素如诺氟沙 100mg 或甲硝唑 200mg，每日 1 次，7～10 日为一疗程。

2．心理护理　与老年患者及其家属沟通，耐心解释炎症原因，消除其焦虑和恐惧心理。

3．健康指导　加强卫生知识宣教，指导老年患者保持会阴部清洁。出现症状应及时诊断并治疗。

第6节　老年感官系统常见疾病患者的护理

感觉器官及感受器是机体产生感觉和知觉的重要器官，随着年龄的增长，感官系统的组织结构和生理功能都出现一系列老化改变，这些改变使机体对内、外环境刺激的反应能力下降，对老年人的个人安全、生活质量、社会交往和健康都造成不同程度的影响。

一、老年人感官系统解剖生理变化

（一）视觉

1．角膜　角膜原为无色透明体。随着老化，角膜表面的微绒毛显著减少，导致角膜上皮干燥，角膜透明度减低。角膜变平，导致屈光力减退而引起远视及散光。角膜边缘可形成灰白色环状类脂质沉积，称老年环（图 7-1）。

2．结膜　老年人由于血管硬化、变脆，容易破裂导致结膜下出血。

3．虹膜　弹性减退、变硬，导致瞳孔变小，对光反应不灵敏。

4．晶状体　老年人晶状体中非水溶性蛋白质逐渐增多，致使晶状体的透光度减弱，晶状体变浑浊，增加了老年白内障的发病率（图 7-2）。老年人晶状体弹性明显降低，晶状体调节和聚焦功能逐渐减退，近视物发生困难出现"老视"。晶状体悬韧带张力降低，晶状体前移，有可能使前房角关闭，影响房水回流，导致眼压升高。

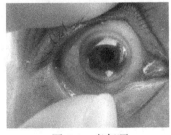
图 7-1　老年环

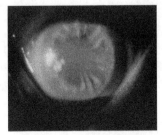
图 7-2　白内障浑浊期

5．玻璃体　随着年龄的增长，玻璃体液化区不断扩大，脱离的玻璃体对视网膜牵拉可引起"闪光感"，可引起视网膜脱离。同时玻璃体因老化而失水，色泽改变，可使玻璃体混浊引起"飞蚊症"和"幻视"。

6. 视网膜　视网膜的老化主要是视网膜周边带变薄，出现年龄相关性黄斑变性，还可出现视网膜动脉硬化，甚至阻塞，色素上皮层细胞及其细胞内的黑色素减少，脂褐质增多，使视力显著下降。视网膜色素上皮变薄和玻璃体的牵引，增加了视网膜脱离的危险。

7. 泪器　老年人泪管周围的肌肉、皮肤弹性均减弱，收缩力差，不能将泪液很好地收入泪管，有不少老年人常有流泪现象。老年人的泪腺萎缩，使眼泪减少，眼睛发干。

8. 色觉　不能对所有的颜色有同样的色觉，对红、橙、黄色的色觉较好，对蓝、绿、紫色的分辨率较差。

9. 其他　老年人对分辨远近物体的相对距离（深度视觉）的能力下降，不能正确判断台阶的准确高度。瞳孔括约肌张力相对增强，使瞳孔始终处于缩小状态，对光线的利用率下降。

（二）听觉

1. 老年人的听力随着年龄增长而减退，耳郭表面皱襞松弛，凹窝变浅，收集声波和辨别方向的能力降低。中耳的任何部位可能变硬或萎缩，造成传音性耳聋。

2. 鼓膜和卵圆窗上的膜变厚、变硬，失去弹性。耳蜗管萎缩，内淋巴畸形，螺旋神经节萎缩，以致老年人开始对高频音的听力衰减，造成老年人在沟通时的困难，常需要对方大声说话，但此时老年人又会觉得刺耳。

3. 老年人常伴有耳鸣，耳鸣呈高频性，开始为间断性，逐渐发展为持续性。后来渐渐的一些中、低频率的声音也会受到影响。

4. 听觉高级中枢对音信号分析能力减弱，对声音的反应和定位功能减退。

5. 老年人的中耳耳垢稠厚，含有高角质素，不宜软化，堆积阻塞造成传导性听力逐渐丧失。

（三）味觉和嗅觉

1. 味觉　随着年龄的增长，味蕾细胞数量减少、萎缩，功能减退。老年人口腔黏膜细胞和唾液腺逐渐萎缩，唾液分泌减少，口腔较干燥，造成味觉功能减退。味蕾对食物的敏感性降低，往往对咸和甜敏感性差，故老年人的口味较重。

2. 嗅觉　嗅神经数量随年龄增长而减少、萎缩和变性。嗅觉开始变得迟钝，对气味的分辨力下降，尤其男性减退明显。

二、老年性白内障患者的护理

老年性白内障是因晶状体逐渐变性混浊引起的视觉功能障碍，主要表现为进行性、无痛性视力减退。本病随着年龄的增长发病率逐渐增加，白内障致盲居各种眼病的首位。本病目前无特效药，主要以手术治疗为主。

老年性白内障病因比较复杂，是由多种因素长期综合作用的结果，如放射和自由基损伤；营养物质、化学物质的缺乏；葡萄糖、半乳糖代谢障碍；脂质过氧化产物损伤等。此外还与衰老、遗传、饮酒、吸烟、高血压、青光眼等因素有关。其中，导致白内障最有意义的环节便是氧化损伤。

（一）护理评估

1. 健康史　询问老年人出现视力减退的时间、程度、发展的速度，对生活的影响，治疗情况；询问老年人有无高血压、糖尿病病史，家族中有无青光眼、黄斑变性病史；询问老年人的工作性质、生活习惯、饮食状况，是否有烟酒嗜好，平时是否注意用眼卫生等。

2. 身体状况　老年性白内障根据晶状体混浊的部位不同分为皮质型、核型、囊下型 3

类。临床上以皮质型多见。主要表现为进行性无痛性双侧视力减退。老年人出现无痛性的视物模糊，视力进行性下降，眼前有固定不动的黑点。可有单眼复视或多视，即用一只眼看远处物体时可同时出现两个或多个叠影，最后仅能看见眼前光感和手动，直至失明（图 7-3）。两眼可先后发病。

3. 心理-社会状况　了解老年人是否因视力减退影响看书报、看电视，继而影响饮食起居、外出、社会交往等；了解老年人是否担心失明而引起恐惧抑郁，自信心下降；了解家人是否给予关心、爱护及适当的生活照顾。

4. 辅助检查

（1）检眼镜或裂隙灯显微镜检查（图 7-4），散瞳后发现晶状体混浊。

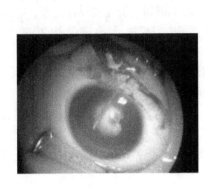
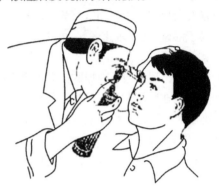

图 7-3　老年性白内障　　　　图 7-4　检眼镜检查法

（2）角膜曲率及眼轴长度检查，可计算手术植入人工晶状体的度数。

知识链接

白内障超声乳化吸出术

　　白内障超声乳化吸出术是使用晶体乳化仪，通过 3mm 大小的巩膜切口将硬的晶状体核粉碎使其呈乳糜状后吸出，保留后囊的白内障摘出术。白内障超声乳化吸出术具有手术时间短，手术切口小，术后反应轻，愈合快，视力恢复快而稳定、术后散光小，可同时进行人工晶体植入等优点，是目前被公认的最安全有效的白内障手术方法之一。

（二）护理问题

1. 感知觉紊乱（视力下降）　与晶状体混浊有关。

2. 有受伤的危险　与视力下降有关。

3. 生活自理缺陷　与视力下降有关。

4. 知识缺乏：缺乏有关白内障的防治和自我保健知识。

5. 焦虑　与视力下降、担心失明及手术有关。

6. 潜在并发症：继发性青光眼、晶状体脱位。

（三）护理措施

1. 一般护理

（1）环境：因老年人视力减退，色彩分辨力弱，室内装修应避免色彩反差过大。室内照明应采用柔和的阳光，不要在暗室久留。

（2）生活护理：应给患者提供一个安全、舒适的生活环境。老年人常用的物品如眼镜、放大镜、台灯等，位置要相对固定，放在他们易于拿取的地方。少看电视和小说，睡眠时枕头稍高，避免长时间低头弯腰，导致头部充血而致眼压升高。为老年人提供的印刷刊物字体宜大且避免用蓝、绿、紫色背景。

（3）饮食护理：饮食应注意摄入足够蛋白质，低脂、低糖、低盐、高维生素，易消化，少量多餐，保证营养摄入。

2．病情观察　要注意检测患者的视力、视野、瞳孔、眼压的变化，并做好记录。如出现头痛、眼痛、恶心等症状，应及时报告医师。观察药物疗效及副作用。

3．对症护理

（1）对于有眩光的老年人，建议其照明用柔和的白炽灯或戴黄色或茶色眼镜以减少眩光，当室外强光照射进户时，可用纱帘遮挡，外出时戴好防护眼镜。

（2）做好安全教育，物品固定摆放，活动空间宽敞无障碍。卫生间设计合理，照明要好，开关要安置于易于触碰处，下水道通畅。在老年人活动空间内安置扶手。住院患者的床头要悬挂"防跌倒"标识，加强巡视。

（3）老年人如出现头痛、眼痛、视力下降等症状，应立即就医，预防急性青光眼。慎用散瞳药如阿托品，尤其在膨胀期，易诱发急性闭角型青光眼。

（4）需要手术的患者，术前做好心理疏导，协助患者进行各项检查，并说明检查目的、意义。

4．用药护理

（1）用药指导：每种眼药水在使用前均要了解其性能、维持时间、适应证和禁忌证，检查有无浑浊、沉淀，是否超过有效期。

（2）指导老年人及其家属正确使用滴眼药水：正确的滴眼药方法为用示指和拇指分开眼睑，嘱患者眼睛向上看，将眼药水滴在下穹窿内。闭眼后，再用示指和拇指提起上眼睑，使眼药水均匀地分布在整个结膜囊内（图7-5）。滴药时注意滴管不可触及角膜。滴药后须按住泪囊区数分钟，防止药水进入泪小管，吸收后影响循环和呼吸系统。

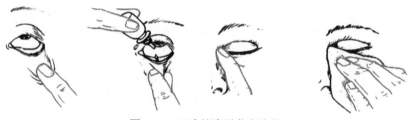

图7-5　正确的滴眼药水姿势

（3）药物治疗：老年性白内障早期应在医师指导下服用维生素C、维生素E、吡诺克辛（白内停）等眼药水滴眼，可能延缓白内障的进展。

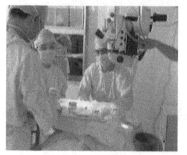

图7-6　白内障手术

5．手术护理　中后期老年性白内障以手术治疗为最有效的治疗方法。临床上常用的手术方法有白内障囊内摘除术、白内障囊外摘除术、白内障超声乳化吸出术（图7-6）、激光乳化白内障吸出术。

6．心理护理　加强与患者的沟通，给予关心、理解、体贴和同情。给患者及其家属讲解疾病的知识，减轻对预后的恐惧感，消除其焦虑心理，使患者积极配合治疗，树立战胜疾病的信心。

三、老年性耳聋患者的护理

老年性耳聋是指随着年龄的增长，听觉器官逐渐老化而引起的双耳听力进行性减退。这种耳聋是以高频听力下降为主和语言分辨能力差的感应性耳聋，可同时伴有耳鸣。

老年性耳聋是由多种因素共同作用的结果，遗传、衰老、高脂饮食、噪声、吸烟、损害听力的药物、精神压力、代谢异常均与老年性耳聋密切相关，而老年性疾病如高血压、动脉粥样硬化、糖尿病是加速老年性耳聋的重要因素。老年性耳聋目前无特效治疗方法，以预防保健为主，必要时可佩戴助听器。

（一）护理评估

1. 健康史　询问老年人是否有听力下降，如希望别人大声说话，或经常要求别人重复说话内容；询问是否有耳鸣、眩晕等不适；询问生活习惯、饮食状况；询问有无高血压、冠心病、高脂血症、糖尿病、中耳炎等病史；询问居住环境是否嘈杂、有无严重精神压力等；询问有无使用耳毒性药物如链霉素、庆大霉素、阿司匹林等。

2. 身体状况

（1）听力下降：60 岁以上出现不明原因的双侧对称性、缓慢性、进行性听力下降，以高频听力下降为主。

（2）"语言识别力"差：许多老年人常出现"打岔"现象。

（3）"重听现象"：即低声说话听不见，高声说话又感觉吵，刺耳难受。

（4）耳鸣：多数为高频性耳鸣、耳闷，开始为间歇性，渐渐发展呈持续性，偶有眩晕或平衡障碍。

3. 心理-社会状况　听力减退影响老年人与外界的沟通，产生生理性隔离，容易产生焦虑、孤独、抑郁、社交障碍等一系列心理问题。

4. 辅助检查　①听力检查：如两侧耳朵听觉不一致，先对听力好的耳朵进行测试。测试者用耳塞堵住老年人听力较差侧耳朵，站在距老年人约 50cm 处对另一侧耳朵小声发出两音节字，让老年人复述。测试者的声音强度可由柔软的耳语增强到中等、大声的发音，但测试者脸不能面对老年人的眼睛。②检耳镜检查：检查耳道有无充血、耵聍栓塞及鼓膜形状。③纯音听力检查：了解患者的听力受损情况，测得的数值可为佩戴助听器提供参考。

知识链接

人工耳蜗

人工耳蜗，又称人造耳蜗、电子耳蜗。人工耳蜗是一种替代人耳功能的电子装置。这种装置可代替病变受损的听觉器官，把声音转换成编码的电信号传入内耳耳蜗，刺激分布在那里的听神经纤维，再由大脑产生听觉。它可以帮助患有重度、极重度耳聋的成人和儿童恢复或提供听的感觉。

（二）护理问题

1. 感知觉紊乱（听力下降）　与耳部血供减少、听神经退行性变有关。

2. 语言沟通障碍　与听力下降有关。

3. 焦虑　与听力下降影响社交活动、无法满足自我实现的需求有关。

4. 知识缺乏：缺乏有关耳聋的防护知识。

（三）护理措施

1. 一般护理

（1）坚持体育锻炼，保持健康的行为及合理生活方式。

（2）饮食要营养齐全，合理搭配，宜"三低一高"（低糖、低盐、低脂肪、高纤维素）。及时补充锌元素。

（3）局部按摩：教会老年人用手掌和手指按压耳朵的方法，环揉耳屏，每日 3～4 次，以增加耳膜活动，促进局部血液循环，防止听力下降。

2. 指导家属与老年人正确沟通

（1）与老年人交谈时，吐字要清楚，说话速度要慢，避免用高声呐喊。

（2）交谈的环境宜安静，可使用手势、表情等非语言沟通方式进行交谈，以表达意图。

3. 心理护理　了解老年人的心理状态，帮助老年人认识衰老是正常的生理现象，保持情绪稳定、乐观。应尊重关心老年人，减轻老年人因耳聋而产生的孤独感与寂寞感，增强社会乐趣和加强社会交往。

4. 健康教育

（1）日常生活尽量注意避开噪声大的环境场所，避免长时间噪声刺激。

（2）避免使用耳毒性药物。

（3）指导老年人早期积极治疗全身性相关慢性疾病，如心血管疾病、糖尿病等。

（4）指导老年人用手掌按压耳和用示指按压环揉耳屏，促进耳局部血液循环。

（5）避免过度劳累，保持心情舒畅。

（6）帮助并指导老年人及其家属正确使用助听器。

第7节　老年运动系统常见疾病患者的护理

骨、关节及肌肉构成了人的运动系统，对人体起到运动、支持和保护的作用，在人类活动中发挥着至关重要的作用。由于衰老及退化，老年人的运动系统发生退行性病变，严重影响着老年人的日常生活及生命安全。

一、老年运动系统的解剖生理变化

1. 骨　老年人骨质吸收大于骨质形成。骨密度降低，骨皮质变薄，骨内水分增多，碳酸钙减少，骨脆性增加，容易发生骨折。

2. 关节及附属结构　关节发生退行性改变，关节纤维化导致僵硬、关节周围的软骨、滑膜由于钙化、纤维化等弹性降低或丧失，关节活动受到影响，造成疼痛，骨质增生形成骨刺，造成骨关节疾病。

3. 肌肉　肌纤维变细，弹性降低，肌肉重量减轻，肌力下降，耗氧量减少，肌肉易疲劳。同时脊髓和大脑功能衰退，老年人活动减少，关节灵活度降低，反应迟钝。

二、老年性骨质疏松病患者的护理

骨质疏松症（osteoporosis，OP）是一种以骨量降低和骨组织微细结构破坏为特征，导致骨质脆性增加和易于骨折的代谢性骨病。骨质疏松症分为原发性和继发性两类。

原发性骨质疏松症Ⅱ型，是机体衰老在骨骼方面的一种特殊表现，也是使骨质脆性增加导致骨折危险性增大的一种常见病。2011 年中国骨质疏松症患者约有 9000 万，且女性的发病率为男性的 3 倍，是世界上拥有骨质疏松症患者最多的国家。骨质疏松症患病率随增龄明显增高，骨质疏松症的老年人极易发生股骨颈骨折、脊椎骨折，尤其老年女性患者，发生髋部骨折 1 年中可有 15.0%死亡，其余 50.0%残疾，因此骨质疏松症是引起老年人卧床率和伤残率增高的主要因素。老年人随着年龄的增长，骨代谢中骨重建处于负平衡状态。老年骨质疏松的发生与多种因素有关。

1. 年龄、性别、遗传因素　随着年龄增长，骨吸收增加、骨形成减少，而导致骨丢失和骨量逐渐下降。更年期后女性骨密度下降速率高于男性，男性到 65 岁以后发病较多。骨量主要与遗传有关，有骨折家族史者发生骨质疏松症的危险性增加。

2. 性激素　性激素在骨生成和维持骨量方面起着重要的作用。老年人随着年龄的增长，性激素分泌减少，激素水平下降，尤其是老年女性绝经期后雌激素水平明显降低，骨质流失加重，加速骨质疏松的发生。

3. 营养成分　钙是骨矿物中最主要的成分，维生素 D 可促进骨细胞的活性，磷、蛋白质及微量元素可维持钙、磷比例，有利于钙的吸收。

4. 生活方式　体力活动是刺激骨形成的基本方式，长期卧床及活动过少的老年人更易发生骨质疏松。吸烟、酗酒，高蛋白、高盐饮食，大量饮用咖啡及光照减少均是骨质疏松的易发因素。

（一）护理评估

1. 健康史　询问老年人家族成员有无脆性骨折家族史；了解老年人的饮食结构、运动和户外运动、有无存在吸烟、酗酒等危险因素，询问月经生育史；询问老年人既往的健康状况，有无长期服用某些药物，服用每一种药物的原因、剂量、时间及出现的不良反应等。

2. 身体状况

（1）疼痛：是本病的早期症状，老年患者可有腰背酸痛或全身酸痛，疼痛为弥漫性，无固定部位，劳累或活动后加重，负重能力下降或不能负重，严重时翻身、坐起及行走有困难。

（2）脊柱变形：骨质疏松严重者可有身高缩短和驼背。椎体压缩性骨折会导致胸廓畸形，腹部受压，影响心肺功能等。

（3）骨折：是导致老年骨质疏松症患者活动受限、寿命缩短的最常见和最严重的并发症。轻度外伤或日常活动（打喷嚏、弯腰、负重、挤压或摔倒等）后发生骨折为脆性骨折，发生过一次脆性骨折后，再次发生骨折的风险明显增加。

3. 辅助检查

（1）X 线检查：用 X 线摄片法诊断骨质疏松的敏感性和准确性较低，只有当骨量丢失超过30%以上时，才能在 X 线片上显示出骨质疏松。

（2）骨密度检查：是目前诊断骨质疏松、预测骨质疏松性骨折风险、监测自然病程及评价药物干预疗效的最佳定量指标，国际上对骨质疏松症的诊断标准,骨密度低于同性别值骨量的2.5SD以上可诊断为骨质疏松。

4. 心理-社会状况　因疼痛加重或担心骨折而产生焦虑、急躁的心理；后期由于骨折或手术影响行动时产生抑郁、悲观甚至绝望等情绪。

（二）护理诊断

1. 有受伤危险　与骨质疏松导致骨骼脆性增加有关。

2. 疼痛：骨痛　与骨质疏松有关。

3. 潜在并发症：骨折。

（三）护理措施

1. 休息与活动　体育锻炼是增加骨密度、降低骨丢失的重要措施。对能运动的老年人，每天进行适量的体育活动以增加和保持骨量；对因为疼痛活动受限的老年人，指导老年人维持关节的功能位，每天进行关节的活动训练，同时进行肌肉的等长、等张收缩训练，以保持肌肉的张力。

2. 营养与饮食　从预防骨质疏松的角度，合理膳食首先应注意补充充足的钙。补钙首先要从食物中补，鼓励老年人多摄入含钙和维生素 D 丰富的食物，含钙高的食物有牛奶、乳制品、鱼类、芝麻酱、海带、虾米等，富含维生素 D 的食品有禽、蛋、肝、鱼肝油等。讲究烹饪方法，如煮骨头汤时可加适量醋，可以帮助食物中钙的溶解，促进吸收。其次，合理膳食还要注意蛋白质、脂肪、磷、氟、铁的正常补充，这些成分在骨吸收和生成的过程中起着重要作用。

3. 减轻或缓解疼痛　通过指导患者做放松骨骼肌张力的方法，以减轻疼痛程度。卧床休息可使腰部软组织和脊柱肌群得到松弛，可显著减轻疼痛。休息时，应卧在加薄垫的木板或硬棕床上，仰卧时头不可过高，在腰下垫一个薄枕。也可通过洗热水浴、按摩、擦背以促进肌肉放松。还可选用音乐治疗、暗示疏导等方法控制疼痛。对疼痛严重者可遵医嘱，使用镇痛药、肌肉松弛药等药物，对骨折者应通过牵引或手术方法最终缓解疼痛。

4. 预防并发症　为老年人提供安全的生活环境，如光线应充足，地面避免光滑或潮湿，卫生间和楼道安装扶手等；指导老年人选择舒适、防滑的平底鞋，裤子或裙子不宜过长，以免上下楼梯时踩地摔倒；日常用品放在容易取到之处，尽量避免弯腰、负重等动作。对已发生骨折的老年人，制订翻身计划，应每 2 小时更换卧位一次，保护和按摩受压部位，鼓励患者进行有效的咳嗽和深呼吸，做被动和主动的关节活动训练，定期检查，防止并发症的发生。

5. 用药护理　①钙制剂：为了预防骨质疏松，中老年人每日钙摄入量不宜低于 1g，通常从食物中补充钙剂难以达到标准，故每日必须口服钙制剂。常用钙制剂有老年人钙片、碳酸钙、乳酸钙、氯化钙和葡萄糖酸钙等。宜选择可咀嚼的钙制剂在饭后 1 小时或睡前服用，同时服用维生素 D，可促进钙的吸收。②钙调节剂：常用的有降钙素、维生素 D、雌激素和二磷酸盐类等。使用降钙素时要注意观察有无食欲减退、恶心、双手或颜面潮红等不良反应；使用维生素 D 时要检测血清钙和肌酐的变化；采用雌激素替代疗法治疗骨质疏松的老年女性患者，应首先详细了解其家族中肿瘤及心血管疾病的相关病史，服药期间每半年进行妇科和乳腺检查，观察阴道出血情况。③非甾体抗炎药：有疼痛者可在饭后服用阿司匹林、吲哚美辛和桂美辛等。

6. 心理护理　强调老年人的资历、学识或人格方面的优势，使其认识到个人的力量，增强自信心，调节自我，适应自我形象的改变。

7. 康复锻炼　鼓励关节变形和活动受限引起自我形象紊乱的患者，在康复医生的指导下正确锻炼，保持功能和体形。

8. 健康教育　①增加对疾病的认识：预防比治疗更重要，向患者介绍骨质疏松发生的原因、表现及治疗方法。教育老年人摄入足够维生素 D，足量钙，戒烟，少饮酒和咖啡，坚持适量运动，加强保护意识，预防骨质疏松和骨折。②日常生活指导：指导老年人每日做适当的活动和户外日光照晒，避免用力，学会在辅助工具协助下完成日常活动。③用药指导：老年人定时定量服药，且应在饭前 1 小时及睡前服用可咀嚼的钙片，钙剂应与维生素 D 同时服用。

三、老年退行性骨关节病患者的护理

老年退行性骨关节病，又称骨关节炎，是一种因关节软骨退行性变，关节软骨增生、骨化而致的慢性退行性关节疾病。本病好发于负重关节，如髋关节、膝关节、颈椎、腰椎等，高龄男性老年人髋关节受累多于高龄女性老年人，手骨性关节炎则以高龄老年女性多见。临床可产生关节疼痛、活动受限、关节畸形等症状，是老年人致残的主要原因之一，其患病率随着年龄增长而增加。临床上骨关节病常分为原发性和继发性。引起骨关节病的病因，原发性和继发性有所不同。其中原发性骨关节炎的发病与遗传、老化、肥胖、性激素水平下降、吸烟，长期不良姿势导致的关节形态异常，长期从事反复使用关节的职业或剧烈的文体活动对关节的磨损等有关。老年退行性骨关节病绝大部分为原发性。继发性骨关节炎大多由关节先天性畸形、创伤，关节面后天性不平衡等导致。

（一）护理评估

1. 健康史　询问老年人有无关节不适、疼痛及关节活动障碍。关节疼痛的原因、诱因、性质、持续时间及与气候的关系。有无关节脱位、扭伤史；是否从事容易使关节劳损的工作（如建筑业、园艺等）；询问本次发病后的治疗及用药情况。

2. 身体状况

（1）关节疼痛：是本病最常见的症状，早期疼痛较轻，多在活动或劳累时发生，休息后减轻或缓解。随着病情发展，疼痛逐渐加重，表现为钝痛或刺痛，后期则休息时也感到疼痛，且常有夜间痛发生，过度劳累使疼痛突然加重。膝关节病变在上下楼梯、久坐或下蹲后突然起身可导致关节剧痛；髋关节病变疼痛常自腹股沟传导至膝关节前内侧、臀部及股骨大转子处、大腿后外侧放射。

（2）关节僵硬：早期轻微，仅在晨起或久坐后关节活动不灵活，不能立即活动，要经过一定时间后才感到舒服。活动后可恢复，时间不会超过 30 分钟。但到疾病晚期，关节不能活动将是永久性的。

（3）关节肿胀、畸形：合并滑膜炎时常出现肿胀，以膝关节多见。病情发展严重者可有肌肉萎缩及关节畸形。

（4）功能受限：受累关节因关节变形而活动受限，活动关节时有不同的响声或摩擦声。此外脊柱关节受累时还可出现脊髓、神经根受压迫或刺激症状。

（5）关节内卡压现象：当关节内有小的游离骨片时，可引起关节内卡压现象。表现为关节疼痛、活动时有响声和不能屈伸。膝关节卡压易使老年人摔倒。

3. 辅助检查

（1）X 线片：典型表现为受累关节间隙狭窄，软骨下骨质硬化及囊性变，关节边缘骨赘形成，关节内可有游离骨片。严重者出现关节面萎缩、变形或半脱位。

（2）CT：用于椎间盘疾病的检查，效果明显优于 X 线。

（3）MRI：不但能发现早期的软骨病变，而且能观察到半月板、韧带等关节结构异常。

4. 心理-社会状况　反复或持续的关节疼痛、功能障碍和关节变形，给老年人的日常生活及心理健康带来很大的危害。疼痛使老年人不愿意过多走动，社会交往减少；功能障碍使老年人的无力感加重，产生自卑心理；疾病的迁延不愈使老年人对治疗失去信心，产生消极的情绪。

（二）护理诊断

1. 疼痛　与骨关节炎引起的骨质病理改变有关。

2. 活动无耐力　与关节肿痛、活动受限有关。

3. 知识缺乏：缺乏疾病的预防、保健及用药等相关知识。

（三）护理措施

1. 一般护理　老年人宜动静结合，急性发作期应限制关节的活动，以不负重为宜，规律而适宜的运动可有效预防和减轻病变关节的功能障碍。对肥胖的老年人更应坚持运动锻炼，尽量选择运动量适宜、能增加关节活动的运动项目，如游泳、打太极拳等，饮食应减少高脂肪、高糖食物的摄入，从而达到减肥的目的。

2. 减轻疼痛   髋关节骨关节炎的老年人，减轻关节负重和适当的休息是缓解疼痛的重要措施，可手扶手杖、拐杖、助行器站立或行走。疼痛严重者，可采用卧床牵引限制关节活动。膝关节炎的患者除适当休息外，可通过上、下楼梯时使用扶手，坐位站起时手支撑扶手的方法，减轻关节承受的压力，膝关节积液严重时，应卧床休息。局部理疗和按摩，可以改善血液循环，解除痉挛，对任何部位的关节炎都有一定的镇痛作用。

3. 用药护理   在病变的急性期，可在物理治疗的基础上加用药物治疗。常用药物包括以下几类。①非甾体消炎药（NSAID）：主要起到镇痛的作用，是治疗老年骨关节炎的传统用药。尤其适用于中、重度骨关节炎患者，此药具有导致胃肠出血和增加肾毒性的危险，在应用时应谨慎。②软骨保护药：如硫酸氨基葡萄糖等，作为软骨的保护修复药，长期服用后有减少软骨磨损，保护修复软骨，改善关节功能的作用。③关节内注射治疗：通过向关节内注射抗风湿药，利用其润滑和减震功能，对保护残存软骨有一定作用。

4. 增强自理能力及功能锻炼   活动受限的老年人，根据自身条件及受限程度运用辅助器或特殊的设计以帮助或提高患者的自理能力。为防止关节粘连和功能障碍，可通过正确的功能锻炼来保持病变关节的正常活动。

5. 心理护理   为老年人安排有利于交际的环境，如床距窗户较近，窗户的高度较低，房间距老年活动中心较近等，邀请老人的好友到家里聚会，增加其与外界互动的机会。告诉患者本病早期治疗得当，坚持锻炼，大多预后较好，以树立患者同疾病做斗争的信心。

6. 健康教育

（1）知识宣教：介绍本病的病因、骨关节炎的表现、药物及手术治疗的注意事项。

（2）用药指导：指导患者定量、定时、准确服药，告知每种药物的不良反应，服药后有异常反应要及时告诉医生或护理人员。

（3）减轻体重：肥胖是老年人退行性骨关节病的易患因素。肥胖老年人下肢关节如长时间超负荷，会加速关节的退化过程，应控制体重。

（4）保护关节：注意防潮保暖，防止关节受凉受寒；避免关节扭伤。尽量应用大关节而少用小关节。关节部位应热敷、热水泡洗、桑拿。防止因过度劳累而出现的腰酸背痛加速关节的老化，避免用某一姿势长期从事一项活动，如长期站立等，减少爬山、骑车等剧烈活动，少做下蹲动作。

（5）关节活动：进行各关节的功能锻炼，运动强度以低、中度为宜，可选用步行、慢跑等活动。活动遵循的原则是安全第一、循序渐进、持之以恒。

（6）康复训练：通过主动和被动的功能锻炼，可以保持病变关节的活动，防止关节粘连和功能活动障碍。①髋关节。早期进行踝部和足部的活动，鼓励老年人尽可能做股四头肌的收缩，去除牵引或外固定后，床上进行髋关节的活动，进而扶拐下地活动。②膝关节。早期训练股四头肌的伸缩活动，解除外固定后，再训练伸屈及旋转活动。③肩关节。练习外展、前屈、内旋活动。④手关节。主要锻炼腕关节的背伸、掌屈、桡侧偏、尺侧偏等。

小　　结

老年人常见疾病如老年高血压、冠心病、脑卒中、慢性阻塞性肺疾病、糖尿病、骨质疏松、退行性骨关节病与老年痴呆症等在临床表现和护理评估方面与其他人群不同，根据其特有的临床表现提出护理诊断、制定护理措施，并指导老年人积极应对疾病，降低病残率和病死率，有效改善生存质量。

自 测 题

选择题

A_1/ A_2型题

1. COPD 的标志性症状是（　　）

A. 咳嗽　　　　　　　B. 咳痰

C. 咯血　　　　　　　D. 呼吸困难

E. 反复感染

2. COPD 最常见的病因是（　　）

A. 肺结核　　　　　　B. 支气管扩张

C. 肺炎　　　　　　　D. 慢性支气管炎

E. 支气管哮喘

3. 引起 COPD 最重要的因素是（　　）

A. 气道感染　　　　　B. 吸烟

C. 过敏　　　　　　　D. 空气污染

E. 遗传因素

4. 老年慢性阻塞性肺疾病患者，进行呼吸功能锻炼的方法是（　　）

A. 加强腹式呼吸，用鼻吸气，经口用力快速呼气

B. 加强胸式呼吸，经鼻用力呼气

C. 加强胸式呼吸，用鼻吸气，经口用力快速呼气

D. 加强腹式呼吸，用鼻深吸，经口缓呼，呼气时口唇收拢

E. 同时加强胸式和腹式呼吸

5. 慢性阻塞性肺疾病患者家庭氧疗持续吸氧，一般采取鼻导管低流量（　　）

A. 2～4L/min　　　　B. 1～2L/min

C. 5～6L/min　　　　D. 1～3L/min

E. 3～5L/min

6. 老年高血压的临床表现中，错误的是（　　）

A. 单纯收缩期高血压多见

B. 血压昼夜波动幅度较大

C. 易发生直立性低血压

D. 起病初期即可出现明显症状

E. 引起心、脑、肾并发症的重要危险因素

7. 老年冠心病最主要的独立危险因素为（　　）

A. 血脂异常　　　　　B. 吸烟

C. 肥胖　　　　　　　D. 高血压

E. 糖尿病

8. 患者，男，65 岁。近日诊断为高血压，饮食护理中食盐摄入量应是（　　）

A. <1g/d　　　　　　B. <3g/d

C. <4g/d　　　　　　D. <6g/d

E. <8g/d

9. 心绞痛发作时，首要的护理诊断是（　　）

A. 心排血量减少　　　B. 疼痛、胸痛

C. 恐惧　　　　　　　D. 组织灌注量不足

E. 自理能力缺陷

10. 与原发性高血压发病有关的饮食因素是（　　）

A. 蔬菜摄入过多　　　B. 鱼类摄入过多

C. 钙摄入过多　　　　D. 钠摄入过多

E. 豆、奶类摄入过多

11. 心绞痛服用硝酸甘油的正确方法是（　　）

A. 大剂量快速吞服

B. 舌下含 30 秒后咽下

C. 嚼碎后咽下

D. 服后先测量血压和心率

E. 嚼碎在口腔唾液中保留一段时间

12. 老年心肌梗死患者临床表现叙述正确的是（　　）

A. 头晕明显　　　　　B. 心悸明显

C. 呼吸困难　　　　　D. 恶心、呕吐出现早

E. 胸骨后疼痛不典型

13. 老年高血压患者护理正确的是（　　）

A. 盐的摄入量<3g/d

B. 用药期间改变体位要缓慢

C. 根据血压情况自行调节药物剂量

D. 用药使收缩压降至正常

E. 绝对卧床休息

14. 高血压病可引起（　　　）

A. 心、肝、肺等器官损害

B. 心、脑、肾等器官损害

C. 脾、肺、肾等器官损害

D. 肝、肺、肾等器官损害

E. 心、肝、脾等器官损害

15. 糖尿病最基本的治疗措施是（　　　）

A. 胰岛素治疗　　　B. 口服降血糖药

C. 饮食治疗　　　　D. 运动治疗

E. 心理治疗

16. 糖尿病神经病变最常见的部位是（　　　）

A. 周围神经病变　　B. 脑神经病变

C. 自主神经病变　　D. 中枢神经病变

E. 脊髓病变

17. 反映近2～3个月血糖控制总体水平的检查是（　　　）

A. 尿糖测定

B. 空腹血糖测定

C. 口服葡萄糖耐量试验

D. 血浆胰岛素和C-肽测定

E. 糖化血红蛋白测定

18. 下列有关老年期胰腺的变化，叙述不正确的是（　　　）

A. 胰岛细胞变性

B. 胰岛素分泌相对增加

C. 胰酶的量及活性下降

D. 胰液分泌减少

E. 胰腺组织萎缩

19. 老年糖尿病的特点不包括（　　　）

A. 症状不典型或完全无症状

B. 在某些应激情况下，可突发严重高血糖致非酮症高渗性昏迷

C. 多为1型糖尿病

D. 易为伴随疾病掩盖症状

E. 易并发大血管病变，是致残、致死的重要原因

20. 下列不属于老年糖尿病慢性并发症的是（　　　）

A. 神经病变　　　　B. 冠心病

C. 视网膜病变　　　D. 贫血

E. 肾病

21. 关于老年人应用降血糖药物的描述，错误的是（　　　）

A. 注射胰岛素必须与饮食配合好，不可剧烈运动

B. 与β受体阻滞药合用，可使低血糖发生的危险性降低

C. 由于肝肾功能减退，容易发生低血糖

D. 胰岛素可引起轻度皮肤过敏，反复注射部位皮下组织可出现红肿、硬结、脂肪萎缩

E. 老年糖尿病患者应随身携带糖果

22. 胰岛素最常见注射方法是（　　　）

A. 静脉推注　　　　B. 静脉滴注

C. 皮内注射　　　　D. 肌内注射

E. 皮下注射

23. 脑血栓形成患者可表现为（　　　）

A. 头痛、呕吐剧烈伴颈强直，无瘫痪

B. 晨起时发现一侧口角歪斜

C. 情绪激动时突然昏迷伴瘫痪

D. 突然偏瘫，脑脊液正常

E. 晨起时发现一侧肢体瘫痪，神志不清

24. 老年人夜间安静睡眠时易出现脑血栓，原因是（　　　）

A. 血液黏稠，流动慢

B. 血 CO_2 浓度高

C. 脑缺血加重

D. 血糖过低

E. 脑血管痉挛

25. 脑血栓形成患者发病时间常在（　　　）

A. 感觉风寒时　　　B. 剧烈运动时

C. 情绪激动时　　　D. 睡眠或安静时

E. 血压剧烈上升时

26. 下列关于老年心脑血管病临床特点的叙述错误的是（　　　）

A. 无痛性心肌梗死多见

B. 无症状脑梗死多见

C. 以动脉收缩压升高为主

D. 血压波动性不大

E. 心肌梗死患者心律失常发生率高

27. 老年性痴呆的首发症状是（　　）

A. 人格障碍　　　B. 记忆障碍

C. 思维障碍　　　D. 情感障碍

E. 睡眠障碍

28. 老年性痴呆患者的主要护理是（　　）

A. 经常检查 CT 了解病情发展

B. 治疗不良行为

C. 尽可能单间住房

D. 培养训练患者自我生活能力

E. 安静环境，防止不良刺激

29. 老年帕金森病最主要的特征是（　　）

A. 静止性震颤　　　B. 铅管样强直

C. 面具脸　　　D. 写字过小

E. 慌张步态

30. 老年帕金森病应用左旋多巴制剂治疗期间应忌服（　　）

A. 维生素 A　　　B. 维生素 B_1

C. 维生素 B_2　　　D. 维生素 B_6

E. 维生素 C

31. 老年帕金森病典型的步态改变是（　　）

A. 鸭步　　　B. 剪刀步态

C. 醉酒步态　　　D. 慌张步态

E. 蹒跚步态

32. 老年帕金森病的主要临床表现特征不包括（　　）

A. 震颤　　　B. 肌强直

C. 体位不稳　　　D. 肌肉萎缩

E. 运动减少

33. 骨质疏松症最常见的临床表现是（　　）

A. 骨折　　　B. 脊柱变形

C. 腰背痛　　　D. 身材缩短

E. 功能障碍

34. 缓解骨质疏松症疼痛的方法不包括（　　）

A. 冷敷　　　B. 休息

C. 非药物止痛方法

D. 避免关节负重

E. 镇痛消炎药

35. 老年骨关节病诊断要点不包括（　　）

A. 老年人受累关节疼痛、活动受限

B. 多见于持重关节，如膝、髋及脊柱关节

C. 多伴受累关节肿胀、压痛

D. X 线片可见关节间隙狭窄伴骨赘形成

E. X 线片可见骨质疏松

36. 女性老年尿路感染患者的主要致病菌是（　　）

A. 大肠埃希菌　　　B. 变形杆菌

C. 产碱杆菌　　　D. 葡萄球菌

E. 铜绿假单胞菌

37. 以下不是尿路感染易感因素的是（　　）

A. 全身及局部抵抗力降低

B. 侵入性操作

C. 抗菌药物治疗

D. 尿路梗阻

E. 尿量增加

38. 关于老年人尿路感染特点不正确的是（　　）

A. 症状不典型

B. 反复发作

C. 病情严重

D. 可有发热、膀胱刺激征等表现

E. 尿中可无白细胞

39. 关于老年人尿路感染治疗要点不妥的是（　　）

A. 解除尿路梗阻

B. 少饮水

C. 抗菌药物治疗

D. 保持局部卫生

E. 提高机体抵抗力

40. 尿路感染的健康教育不正确的是（　　）

A. 老年人平时加强锻炼，以增强全身机体抵抗力

B. 注意局部清洁卫生

C. 每天少饮水

D. 避免尿路不必要的尿道损伤

E. 及时治疗局部炎症

41. 前列腺增生的典型症状是（　　）

A. 尿痛　　　　　　B. 尿频

C. 进行性排尿困难　D. 急性尿潴留

E. 尿急

42. 前列腺增生的病因不正确的是（　　）

A. 性激素平衡　　　B. 不良饮食习惯

C. 性生活过度　　　D. 慢性炎症

E. 便秘、局部受凉、久坐及活动减少等

43. 白内障的主要症状是（　　）

A. 视力障碍　　　　B. 眼痛

C. 眼充血　　　　　D. 压痛

E. 眼分泌物

44. 老年性白内障在膨胀期易诱发（　　）

A. 葡萄膜炎

B. 急性闭角型青光眼

C. 远视眼

D. 近视眼

E. 原发性开角型青光眼

45. 白内障术前护理错误的是（　　）

A. 缩小瞳孔

B. 眼压正常

C. 抗生素眼药水滴眼

D. 清洁结膜囊

E. 视功能检查光定位正常

46. 急性闭角型青光眼的诱发因素不包括（　　）

A. 情绪激动

B. 长时间阅读

C. 一次性大量饮水超过 1000ml

D. 角膜外伤

E. 长时间在黑暗环境

47. 与老年性耳聋无关的疾病因素有（　　）

A. 高血压　　　　　B. 高血脂症

C. 骨关节炎　　　　D. 糖尿病

E. 冠心病

48. 老年耳聋的主要临床特点不正确的是（　　）

A. 60 岁以上出现不明原因的双侧对称性听力下降

B. 以低频听力下降为主

C. 许多老年人常出现"打岔"现象

D. 伴有耳鸣

E. "重听现象"

49. 下列哪项不是老年人听觉生理性变化现象（　　）

A. 听力随着年龄增长而减退，造成传音性耳聋

B. 老年人开始对高频音的听力衰减

C. 跟老年人沟通时需要对方小声说话

D. 老年人在噪声环境中听力明显障碍

E. 对声音的反应和定位功能减退

50. 老年人骨质疏松症发生的根本原因是（　　）

A. 遗传因素

B. 性激素功能减退

C. 甲状旁腺素增高，骨髓细胞的护骨素表达能力下降

D. 钙、维生素、蛋白质及微量元素的缺乏

E. 骨重建处于负平衡

51. 骨质疏松最常见的临床表现是（　　）

A. 骨折　　　　　　B. 脊柱变形

C. 运动减少　　　　D. 身材缩短

E. 功能障碍

52. 关于老年骨关节病下列错误的是（　　）

A. 无关节肿胀　　　B. 关节压痛

C. 关节活动弹响　　D. 关节活动受限

E. 手关节有骨样肿大结节

53. 下列哪项不是老年骨关节病的易患因素（　　）

A. 遗传　　　　　　B. 高龄

C. 消瘦　　　　　　D. 过度运动

E. 骨密度

54. 当骨量丢失超过多少以上时,才能在 X 线片上显示出骨质疏松（　　）

A. 20%　　　　　B. 30%

C. 40%　　　　　D. 50%

E. 60%

55. 老年人骨质疏松症临床表现的描述不正确的是（　　）

A. 骨折以脊柱、腰椎和桡骨多见

B. 易发生骨折

C. 早期多无症状

D. 疼痛原因是因骨关节病所致

E. 脊柱椎体压缩性骨折导致身长变短

A_3/A_4 型题

患者，女，67 岁，体重 79kg。右膝关节疼痛 10 余年，晨起后关节僵硬，缓慢活动后缓解，活动关节时有响声或摩擦声，近 1 周上、下台阶或站起时关节疼痛加剧，来院就诊。

56. 患者可能的诊断是（　　）

A. 腰椎间盘突出症

B. 骨肿瘤

C. 退行性骨关节病

D. 椎管狭窄症

E. 骨质疏松症

57. 对该患者护理不正确的是（　　）

A. 退行性骨关节病患者活动时宜动静结合

B. 遵医嘱正确用药

C. 定期检查负重关节

D. 指导患者多用小关节少用大关节

E. 坚持锻炼，合理膳食，肥胖者控制体重

（李楠楠　马牧林　胡　晓　班玉滕）

第8章　老年人的临终关怀与护理

生老病死是人类自然发展的客观规律，每个人都不可避免地要走向死亡。虽然每位临终老人的身体状态、心理需求不尽相同，但临终老人面对死亡都渴望得到精神上的支持、躯体上的抚慰，期望能够舒适地、有尊严地离开人世。

第1节　概　　述

临终又称濒死，是指各种疾病或损伤造成人体主要器官趋于衰竭，患者接受治疗性和姑息性的治疗后，虽意识清楚，但病情加速恶化，各种迹象显示生命即将终结。

临终关怀（hospice care）是一种特殊的卫生保健服务，指由多学科、多方面的专业人员组成的临终关怀团队，为临终患者及其家属提供全面的舒缓疗护，以使临终患者缓解病痛，维护临终患者的尊严，使患者舒适安宁地度过人生最后旅程。

一、临终关怀的历史与发展

现代临终关怀的主要创始人是英国的桑德斯博士（Dr. Dame Cicely Saunders）。1967 年西塞莉·桑德斯在英国伦敦创立了世界上第一个有特殊照顾服务方案的临终关怀机构——圣克里斯多弗临终关怀院，以医护团队合作方式照顾晚期癌症患者，让他们无痛苦、无遗憾地走完生命的最后旅程，同时还对其家属进行心理慰藉，帮助他们度过居丧期。此后，临终关怀得到迅速的发展，在世界各地陆续建立起类似的机构。

二、我国临终关怀的历史与发展

20 世纪 80 年代，我国引入临终关怀的理念。1987 年天津医学院成立了临终关怀研究中心，该中心的建立标志着我国已跻身于世界临终关怀事业的行列。随后中国心理卫生协会临终关怀专业委员会和临终关怀基金会相继成立，北京松堂关怀院、上海南汇护理院等不同类型的临终关怀机构先后建立。据不完全统计，20 世纪 90 年代以来，我国各地建立了不同类型的临终关怀机构200 余家，有近万名医务人员从事临终关怀工作。2006 年 4 月，中国生命关怀协会成立，我国的临终关怀事业进入了一个新的发展时期，临终关怀有了一个全国性的行业管理组织。

临终关怀事业受到了我国政府的高度重视，1991 年 9 月，卫生部（现更名为国家卫生健康委员会）将临终关怀列入卫生事业发展规划，促进其健康发展。2005 年，中国老龄事业的发展基金会启动 "爱心护理院" 试点工作，我国计划在 300 个大中城市建立 "爱心护理院"，专门为老龄重病的老年人提供临终关怀服务。2006 年 2 月，国务院批准《关于加快发展养老服务业的意见》中明确提出今后发展养老服务业的六项重点工作之一就是支持发展老年护理、临终关怀服务，并给予政策扶持。2017 年 2 月，国家卫生和计划生育委员会（现更名为国家卫生健康委员会）连发三个文件《安宁疗护中心基本标准（试行）》《安宁疗护中心管理规范（试行）》《安宁疗护实践指南（试行）》，要求全国各地市积极开展安宁疗护（临终关怀）试点工作，极大地推动了我国临终关怀事业的发展。

三、我国临终关怀的影响因素

虽然我国临终关怀事业起步较晚，但在近 20 年取得了长足的进步，但是也存在一些问题影响着临终关怀的发展。当前主要影响因素如下。

（一）传统观念的束缚

受一些传统文化思想的影响，中国人普遍认为死亡是不祥和恐惧的象征，对死亡采取极力否认、避而不见的态度，在言谈话语中都会尽可能避免涉及，不能坦然地面对死亡。

（二）医务人员对临终关怀知识缺乏

由于缺乏相应的培训，大多数医务人员对临终关怀的概念并不熟悉，对临终患者仍采取治疗为主的服务方式。

（三）缺乏相关的专业人员

目前我国参与临终关怀以医生、护理人员为主，心理学家、社会学家、志愿者等的参与者非常少，从事这项工作的相关专业人员十分缺乏。

（四）服务机构和资金来源不足

目前我国临终关怀机构只有 200 多个，且规模不大，绝大多数临终关怀机构没有纳入国家医疗保障体系中，医院为维持运转需要向患者收取相应的费用。现阶段只有部分老年人能享受到临终关怀，这也影响了临终关怀事业的发展。

四、临终关怀的内容和意义

临终关怀的宗旨是使晚期患者的生命质量得到提高，能够无痛苦、舒适地、安详地和有尊严地走完人生的最后旅程；同时，使晚期患者家属的身心健康得到保护和增强。

（一）临终关怀的内容

老年人的临终关怀主要是为临终老人及其家属提供全面的医护照顾，不完全以延长老年人生存时间为目的，而是以提高老年人临终的生存质量为宗旨，包括老年人的死亡教育、临终人文关怀、老年人的临终护理、家属的心理护理等内容。

（二）临终关怀的意义

1. 维护尊严，提高老年临终者生存质量　目前，较多的临终老人在生命的最后阶段，在接受各种侵入性治疗的同时内心充满了恐惧、痛苦和无奈。临终关怀则为临终老人及其家属提供心理上的关怀与安慰，减少和减除身体上的痛苦，维护尊严、提高生命质量，使其得以平静、舒适、安宁地抵达人生的终点。

2. 安抚亲友，解决老年人家庭照料困难　临终关怀不仅能很好地满足老年人自身需求，同时也能满足家属和子女的需要。对于一些家庭来说，临终关怀可以让老人得到悉心照护，家属也得到了心理上的安慰，能更好地投身到自己的事业中。

3. 节约费用，优化医疗资源的利用　在临终关怀团队的组织下，以临终患者和家属为中心，共同决策制定最优化的疗护方案，避免不适当、有创伤的无效治疗，降低医疗费用，减少医药资源的浪费。同时，在医院内附设临终关怀机构，可以综合利用医院现有的医护人员和仪器设备，将医疗资源利用达到最大化。

4. 转变观念，真正体现人道主义精神　临终关怀尊重生命、接纳死亡，认为死亡是一种自然过程。另外，接受医治对某些濒死患者来说是无效的客观现实。减少医疗资源浪费，合理分配、利用有限的卫生资源，以保障卫生服务的公平性和可及性，体现了真正意义上的人道主义精神。

五、老年人临终关怀的组织形式

我国老年人临终关怀组织形式主要有以下几种。

（一）临终关怀专门机构

具有医疗、护理设备，一定的文化娱乐设施，家庭化的危重病房设置等，有适合临终关怀的陪伴制度，配备一定专业人员，可提供专业的临终关怀服务，如上海南汇护理院等机构。

（二）综合医院的临终关怀病房或病区

综合医院的临终关怀病房或病区附设于综合医院，但有专门病房，可利用综合医院的资源，临终照护的水平较高，这是目前最主要的形式，如中国医学科学院肿瘤医院的"温馨病房"等病区。

（三）家庭临终关怀病床

家庭临终关怀病床是指以社区为基础、家庭为单位开展临终关怀服务，如临终关怀居家服务部。

除此之外，还有癌症患者俱乐部，这是一个具有临终关怀性质的群众性自发组织，而不是医疗机构，其宗旨是促进癌症患者相互关怀、互相帮助，愉快地度过生命的最后历程。

六、临终关怀护理人员的责任

（一）全面的护理照料

临终患者是否能舒适地度过人生最后时光，很大程度上决定于基础护理的实施状况。所以护理人员应依据对临终患者的评估状况，对其口腔、饮食、排泄、皮肤、睡眠等进行全面的护理照料，为患者创造一个整洁、肃静、安全、温馨的休养环境。

（二）控制疼痛

疼痛是临终患者最常见的症状之一，也是患者在治疗过程或生命最后岁月中最恐惧的感觉，被列为"第五大生命体征"，严重降低了临终患者的生存质量。因此，正确评估疼痛，积极控制疼痛或缓解疼痛，帮助患者从疼痛中解脱出来，比较舒适地度过有限的时间，是护理人员刻不容缓的责任。

（三）心理支持

工作中，护理人员应细心观察临终患者的精神、行为、表情、神态等非语言信息，多使用关怀安慰性的语言。允许临终患者表达悲伤，尽力给予安抚和帮助，允许家属陪伴。渗透正确的死亡观，使患者了解死亡是人生中的客观规律，逐渐接受临终这一事实。

（四）临终关怀教育与指导

在临终关怀服务中，护理人员是与临终者及其家属接触最多的人，是直接面对死亡、处理死亡的人。在此过程中，护理人员要以自己对死亡的认识，影响、帮助临终者及其亲属，并将死亡教育渗透到护理工作的一言一行、一举一动之中，从而对临终者及其亲属产生教育的作用，获得相应的效果。

（五）参与临终关怀的研究

作为工作在临终关怀第一线的护理人员，有责任不断积累经验，进行学术研究，这将给更多临终患者及其亲属带来益处，并为发展有中国特色的临终关怀工作提供宝贵的第一手资料。

第2节　老年人的死亡教育

一、老年人对待死亡的心理类型

老年人对待死亡的态度受到许多因素（如文化程度、社会地位、宗教信仰、年龄、性格、身体状况、经济情况等）的影响。老年人对待死亡的心理类型主要有以下几种表现。

（一）理智型

老年人当意识到死亡即将来临时，能从容地面对死亡，并在临终前安排好自己的工作、家庭事务及后事。这类老年人一般文化程度比较高，心理成熟程度也比较高。他们能比较镇定地对待死亡，能意识到死亡对配偶、孩子和朋友是最大的生活事件，因而总尽量避免自己的死亡给亲友带来太多的痛苦和影响。这类老年人往往在精神还好时，就已经认真地写好了遗嘱，交代自己死后的财产分配、遗体的处理等事宜。

（二）积极应对型

老年人有强烈的生存意识，他们能从人的自然属性来认识死亡首先取决于生物学因素，但也能意识到意志对死亡的作用。因此能用顽强的意志与病魔做斗争，如忍受着病痛的折磨和诊治带来的痛苦，寻找各种治疗方法以赢得生机。这类老年人大多属低龄老人，还有很强的斗志和毅力。

（三）恐惧型

老年人极端害怕死亡，十分留恋人生。这类老年人一般有较好的社会地位、经济条件和良好的家庭关系。他们指望着能在老年享受天伦之乐，看到儿女成家立业、兴旺发达。表现往往会不惜代价，冥思苦想，寻找起死回生的药方，全神贯注于自己的机体功能。

（四）接受型

这类老年人分为两种表现，一种是无可奈何地接受死亡的事实，如有些地区，老人一到 60 岁，就开始准备后事，如做寿衣等。另一种老人把此事看得很正常，认为死亡是到天国去，是到另一个世界去，故常常坦然地面对死亡。

（五）解脱型

这类老年人大多有着极大的生理、心理问题。可能是家境穷困，或者受尽子女虐待，或者身患绝症、病魔缠身极度痛苦。他们对生活已毫无兴趣，觉得活着是一种痛苦，因而希望早些了结一生。

（六）无所谓型

有的老年人不理会死亡，只求眼下生活得快乐、幸福，对死亡持无所谓态度，往往这些老年人生活压力小，精神轻松愉悦，生活质量较高。

二、死亡教育的概念和意义

死亡教育是有关死亡知识的社会化、大众化的过程。死亡教育是实施临终关怀的先决条件。

（一）死亡教育的概念

《医学伦理学辞典》对死亡教育做出了明确的定义：死亡教育是针对如何认识和对待死亡而开展的教育，其主旨在于使人们正确地认识和对待死亡。死亡教育是"全人教育""生命教育"，以死亡学理论为指导，从医学、哲学、心理学、法学、社会学、伦理学等不同方面增强人们对死亡的认识，促进人们能够正确认识死亡与濒死，探讨人际关系及人与世界的关系，进而深入了解生命，使其具有健康而积极的生命观，从而使人生更加积极、有意义。

（二）死亡教育的意义

1. 有利于树立科学的生死观　死亡教育表面上是在谈论死亡和濒死，但实质是通过对死亡本质做深层次的思考，进而探讨人生、阐述生命的意义。死亡教育不仅强调生命的神圣，更强调了生命的质量和价值必须统一，使人们积极地面对生活，珍惜生命，积极探寻生命的价值。

2. 有利于正确理解死亡，推动人类社会文明的进步　死亡教育可以消除老年人对死亡的恐惧、焦虑心理，教育人们坦然地面对死亡。通过学习死亡的心理过程及死亡对人们的心理影响，可以掌握有关死亡知识，为处理自我之死和他人之死做好心理准备。

3. 有利于临终关怀工作的开展和普及

（1）死亡教育可以缓解和消除患者的恐惧和焦虑，帮助临终患者平静地接受死亡。同时还可以帮助患者表达自己的临终意愿，维护生命最后一刻的尊严和权利。

（2）死亡教育帮助临终患者家属正视和接受亲人的离世，顺利度过悲伤期，尽快恢复正常生活。

（3）死亡教育可以提高临终关怀工作人员的整体素质。临终关怀工作者在向临终患者和家属实施死亡教育的同时，本身也在接受死亡教育，客观上提高了自身对死亡的科学认识，有利于临终关怀工作者与临终患者及家属形成一个在死亡和濒死态度上互相促进的良性循环过程。

三、死亡教育的对象和内容

（一）死亡教育的对象

死亡教育的对象主要包括医护人员、临终关怀志愿者、临终患者及其家属、学生、社区居民。医护人员是死亡教育的主体，既是受教育者，又是教育实施者。临终患者及其家属是死亡教育的主要对象。通过死亡教育，可以降低临终患者对死亡的恐惧，平静地接受死亡，安宁地度过人生最后阶段。家属不会因患者去世而过度悲伤，能够平稳度过居丧期。向社会居民开展死亡教育，是提高全民死亡教育水平的基础。

（二）死亡教育的基本内容

死亡教育涉及哲学、伦理学、社会学、人类学、教育学、医学、护理学、生物学、经济学、法律学及心理学等。

1. 介绍死亡相关的知识　包括生命历程、死亡的本质和意义，死亡有关的伦理、道德、宗教、法律的相关知识，死亡文化、对死亡及濒死的处理及调适、与死亡相关的特殊议题（如自杀、安乐死等）。

2. 树立正确的信念和态度　让老年人认识到尊重临终的生命价值，克服因疾病无法治愈或生活质量下降而放弃生命的怯懦思想，建立健康的死亡态度，面对死亡能做好充分的心理准备，以正确的态度去面对，同时使家属有准备地接受丧亲之痛。

四、死亡教育的形式和方法

死亡教育的形式和方法应该与生命教育有机结合，注重认知、情感态度等方面目标的实现。

1. 形式　可根据不同情况采取：①文字材料；②集体讲解；③个人指导；④公开媒体宣讲，如网络广播、电视、报纸、杂志；⑤社团活动等。

2. 方法　可根据具体阶段的不同因人选择：①随机教育法；②欣赏与讨论法；③模拟想象法；④阅读指导法；⑤情境教育法；⑥社区实践法等。

第3节　老年人的临终护理

案例8-1

患者，男，78岁。诊断为肺癌晚期，治疗效果不佳，病情逐渐恶化，患者情绪很不稳定，经常生气、愤怒，与家属争吵，抱怨医护人员技术不好，服务不周。

问题： 1. 该案例中的患者面对死亡时处于心理变化的哪个阶段？

2. 作为一名护理人员应如何为该患者进行心理护理？

一、临终老人的心理变化和护理

（一）临终老人的心理变化

美国精神病学家伊丽莎白·库布勒·罗斯（Elisabeth Kubler Ross）认为，临终老人一般都要经过五个心理阶段。

1. 第一阶段——否认期 当患者知道自己病情严重时，都会感到震惊和否认。"不，不是我，不可能是真的。"难以接受既成的事实，往往四处求医或抱着侥幸心理希望是误诊。随着病情的逐渐加重，患者已不再否认。为了避免家属过度悲伤，表面上保持乐观的精神，假装不知道，但在真正了解他的人面前会诉说真情、哭泣，以减轻内心痛苦。多数患者心理还期望着有新的治疗或奇迹的出现。

2. 第二阶段——愤怒期 当病情危重时，否认难以维持，患者将因失去生命而恼怒。"为什么是我？是我？"他们往往把情绪发泄到护理人员或家属身上，甚至拒绝一切治疗。

3. 第三阶段——协议期 患者经过一段时间的心理适应，由愤怒转为妥协，心理上表现平静，开始接受事实。"是的，是我但……"患者变得和善、积极配合治疗，想方设法延长生命，此期心理反应实际上是一种延缓死亡的企图，是人的生命本能和生存欲望的体现。

4. 第四阶段——忧郁期 患者开始意识到死亡将至，生的欲望不再强烈，这时他的愤怒和挣扎会渐渐变成绝望，对周围事物表现淡漠，患者看到自己向死亡走近，毫无疑问地承认"是啊……是我"表现明显的忧郁、深沉的悲哀，并时常哭泣，对任何东西均不感兴趣，甚至会产生轻生的念头。

5. 第五阶段——接受期 此期患者对自己即将面临的死亡已有所准备，恐惧、焦虑和最大的心理痛苦已经消失，机体极度衰弱，常处于嗜睡状态。

（二）临终老人的心理护理

1. 否认期 与老人真诚沟通，不轻易揭露老人的心理防御机制。应根据老人对其病情的认知程度，维持老人的适当希望，并经常陪伴老人，让老人感受到关怀和温暖。

2. 愤怒期 应理解临终患者的愤怒是源自内心的恐惧与绝望，护理人员不宜回避，要尽量让老人表达其愤怒，以宣泄内心的不快。要充分理解老人的痛苦，适时加以安抚和疏导并注重保护其自尊心。

3. 协议期 此期老人希望通过配合治疗以延长生命，护理人员应主动关心老人，鼓励老人说出内心的感受，尊重老人的信仰，协助老人实现愿望，尽可能满足老人提出的各种合理要求，通过适当的治疗和护理，减轻其身心痛苦。

4. 忧郁期 应鼓励老人的亲朋好友、单位同事等多来探视老人，减轻其孤独和悲哀。护理人员应给予更多的关心和照顾，创造条件帮助其实现愿望。此期应尽可能顺从老人的意志和情绪，让老人按照自己的需要去表达，而不要在态度、语言和行为上去干预和非议。加强安全保护，及时发现并防止老人的自杀倾向。

5. 接受期 护理人员可提供安静、舒适的环境，不要过多打扰老人，鼓励老人说出最后的心愿，尽可能满足他们的愿望。护理人员和亲人可通过的陪伴，辅以握手、触摸、眼神的凝视等关爱方式，让老人在爱的满足中平静地、有尊严地离去。

临终老人的心理变化各个过程无明显界限，但各个过程都包含了"求生"的希望和脱离痛苦与恐惧的需求。因此，了解临终老人的心理状态，满足身心需要，使其在安宁、舒适的环境中平静地告别人生，这是临终老人心理护理的关键。

二、临终老人的生理变化和护理

老人临终前的情况各不相同，有的是突然死亡，有的是逐渐衰竭直至死亡，有的是在生和死的边缘挣扎了较长时间死亡。但大多数老年人临终前会出现意识障碍、呼吸困难、疼痛、呕血、便血等症状，一旦出现以下症状，应给予重点护理。

（一）意识障碍

当老年人出现意识模糊时，一方面要及时观察、评估，找出可能的原因；另一方面对躁动者要保证其安全，必要时可用保护具，如床档、约束带等；同时，积极配医生给予对症处理。

（二）呼吸困难

呼吸困难是临终老人的常见症状之一。主要是因呼吸衰竭、清除分泌物能力丧失、痰液堵塞所致。

1. 当患者呼吸表浅、急促、困难或有潮式呼吸时，立即给予吸氧，病情允许时可适当采取半卧位或抬高头与肩部，以改善呼吸困难。

2. 及时吸除痰液和口腔内分泌物。对有咳嗽能力的老年临终患者，应指导其进行有效的咳嗽和排痰。床旁应备好吸引器，以备随时吸痰。

3. 若患者出现痰鸣音即所谓的"濒死喉声"，可使用雾化吸入，促使分泌物变稀，易于咳出或吸出。

4. 对张口呼吸者，用棉签蘸水湿润口腔，或用润唇膏湿润口唇，睡眠时用湿纱布遮盖患者的口部。

（三）疼痛

疼痛是不少临终患者尤其是晚期癌症患者最严重的症状之一。护理人员应高度重视，积极采取措施，缓解患者的痛苦，提高生存质量。

1. 整体护理　应减少或消除引起疼痛的原因，解除疼痛的刺激源。同时，应强调处理"整体痛"，即在处理生理疼痛时，其他心理社会等问题也应得到更好的处理。

2. 药物疗法　镇痛药物是解决疼痛的重要措施之一，其种类可分为非阿片类镇痛药（布洛芬）、阿片类镇痛药（可待因、吗啡）及辅助药等。可通过口服、皮肤贴片、舌下含服、静脉或肌内注射等途径给予镇痛药，以减轻临终老人的痛苦。

3. 非药物治疗　包括需要医嘱的缓和性放射治疗及辅助治疗，必要时还可采用介入治疗手段止痛。

（1）缓和性放射治疗：常用于肿瘤患者。缓和性放射治疗是利用短时间、高剂量的放射线治疗来缩小肿瘤体积,减轻组织受浸润性压迫所造成的疼痛。此时需同时配合给予放射治疗后的护理。

（2）其他辅助治疗：常见的辅助治疗有物理方法，如热冷敷、按摩、运动等，认知方法，如深呼吸、分散注意力、想象疗法、音乐疗法等。

4. 健康教育

（1）疼痛的评估及表达，教会患者如何使用疼痛评估方法和评估工具，尽量正确地表达疼痛的部位、性质、强弱、发作方式及造成疼痛加重和减轻的因素。

（2）用药指导，告知患者和家属所服药物的方法、注意事项、不良反应及处理措施等。

（3）让患者和家属共同参与疼痛控制方案的制订，监测阿片类药物的服用情况。

（4）在病情允许的情况下，指导患者使用各种非侵害性的减轻疼痛的技巧，如放松法、分散注意力等。

护理人员要密切观察临终老人的病情变化，加强巡视，做好预后的估测及抢救的准备，同时让家属做好心理和物质准备，安排善后事宜。除以上常见的对临终老人生命威胁较大的症状外，还有其他一些临终老人因生理、病理变化而出现的症状，如呕血、便血、听力与视力障碍、大小便失禁、便秘、营养缺乏、压疮等均应给予恰当的护理。

知识链接　　　　　　　　　　**癌痛的三阶梯疗法**

1. 原则　按药效的强弱依阶梯顺序使用，使用口服药，按时、联合服药，用药剂量个体化。
2. 第一阶段　主要针对轻度疼痛的患者，选用非阿片类药物、解热镇痛药、抗炎药，如阿司匹林、布洛芬等。
3. 第二阶段　主要适用于中度疼痛的患者，若用非阿片类药物镇痛无效，可选用弱阿片类药物，如哌替啶、可待因等。
4. 第三阶段　主要用于重度和剧烈性癌痛的患者，选用强阿片类药，如吗啡、哌替啶、美沙酮等。
5. 辅助用药　在癌痛治疗中，常采取联合用药的方法，即加用一些辅助药以减少主药的用量和副作用。常用辅助药有：非甾体抗炎药，如阿司匹林类；弱安定类，如艾司唑仑和地西泮等；强安定类，如氯丙嗪和氟哌啶醇等；抗抑郁药，如阿米替林。

三、多元文化背景下的临终护理

（一）临终关怀服务环境中文化的多层次性

1. 患者及其家属带来的文化。
2. 临终患者创造的文化，在临终关怀院中同一病室的病友。
3. 医护人员的文化。
4. 医疗机构的文化。
5. 医学文化。

文化的多层次性要求从事临终关怀的护理人员要充分意识到各种文化的差异，提供与其文化一致的照顾。

（二）临终关怀服务对象文化的差异性

中国是一个多民族的国家，不同民族具有各不相同的文化背景，其风俗习惯、宗教信仰等文化特征也各不相同。随着我国经济发展和对外开放，人口流动增多，这些流动的人口各具各自的民族、地域文化特征。另外，外籍人员来华的数量也越来越多，使临终关怀的服务对象在文化背景、教育程度、宗教信仰、语言交流、生活习俗等方面存在多样性，护患双方在健康与生命、尊重与亵渎、热情与冒犯等观念上可能也存在差异。

（三）跨文化护理理论对临终关怀实践的指导

跨文化护理理论要求护理人员要充分认识和尊重不同文化背景人群的护理要求，对濒死和死亡的态度、信仰及行为方式，理解他们在一定文化背景下产生的行为。护理人员要将对不同文化需求的满足渗透在护理过程中，充分体现临终关怀的内涵和实质。

1. 接纳不同的价值和信仰　护理人员应仔细了解服务对象的传统习俗、宗教信仰，不熟悉不同文化现象和行为，就很难理解另一种文化背景下服务对象的需求和行为，很难做到不用自己的价值观来看问题，甚至会将自己文化背景中的现象强加于不同文化背景下的服务对象，造成"文化强加"或"文化震惊"等现象。

2. 尊重不同文化对死亡态度的差异　中国传统文化中的死亡观与长期历史积淀有关。有些西方国家医护工作者可以直言不讳地和患者讨论不治之症和生命时间的长短。而在中国文化环境中，与患者及其家属谈及不治之症和死亡时，要有文化敏感性，要了解其传统文化特征，运用适当的沟通交流技巧，让患者逐渐接受死亡问题，帮助其获得面对死亡的意志力。

3. 理解不同文化对悲伤表达的差异　对临终患者家属悲伤的心理支持和辅导是临终关怀服务的重要范畴，也是临终关怀护理人员的职责。丧亲者如果不经历一个正常的、健康的悲伤反应过程，身心会受到不同程度的影响，甚至可导致疾病。不同年龄、性别、文化、信仰的人，对悲伤的表达方式不同。护理人员应理解和尊重丧亲者不同文化下的表现和行为，允许他们用自己的方式表达悲伤情感。

4. 尊重各民族习俗的差异　大多数临终者希望按照自己的习俗来度过自己的临终阶段，如有的人临终前希望有儿孙日夜守候"送终"等习俗。

临终关怀是人类文明发展的一个重要标志，同时也是社会发展的需要。护理人员只有具备多元文化知识，具有多元文化的敏锐性，才能适应在多元文化环境下的临终护理工作，为临终患者提供更人性化的与文化一致的护理，使临终患者能安详、平静、有尊严地度过人生最后阶段。

四、丧亲者的心理反应与护理

（一）丧亲者的心理反应

丧亲者的心理反应主要表现为悲伤。心理学家派克斯认为丧亲者的悲伤可划分成麻木、渴望、颓丧和复原四个不同的阶段。

1. 震惊与麻木阶段　这是丧失亲人后的第一个反应，无论死者的病程长短都会经历此过程。如果病程短或突发意外死亡，家人震惊、麻木的程度会更严重，会出现发呆几小时甚至几天，而不能发泄自己的悲伤。

2. 渴望与思念阶段　麻木反应之后是内心的悲痛，并常表现为渴望见到已逝去的亲人，真切地希望死去的人能够回来。虽然知道寻找死去的人是白费工夫的事，但他们仍然反复思考死者去世前发生的事情，这样做似乎可以发现以前有什么地方出了错，现在可以纠正过来。有时家属会强烈感觉到死者的存在，经常看到死者的影子，或听到死者的声音。

3. 颓丧阶段　随着时间的延长，理智地承认既成的事实，但由于亲者逝去所带来常规生活的改变，伴随着无所适从的感觉，孤独、颓丧，对一切事物没有兴趣，对人产生淡漠、空虚之情。

4. 复原阶段　渐渐地悲伤降低到了可以被接受的程度，并开始积极地探索可以面对的世界。这时丧亲者往往意识到只有放弃原有的状态，放弃不现实的希望，才能有新的开始，生活才能充满希望。

以上四个阶段是循序渐进的，每个阶段间的转换是逐渐推进的，没有明显界限。

（二）对丧亲者的护理

护理人员应认识到丧亲者的痛苦开始于亲人死亡之前，其过程比死者所经历的心路历程更长。死亡是临终患者痛苦的结束，但同时又是丧亲者悲痛的高峰，护理人员对丧亲者应给予同情、理解和帮助，给予心灵上的抚慰。

1. 陪伴与聆听　对于患者家属的悲痛心情应予以理解和同情，通过了解家属的感受，给他们以心理支持，并适时地引导家属说出他们内心的悲伤与痛苦。

2. 协助办理后事　应帮助家属接受"死者已逝"这一事实，使家属在办理后事的过程中，给予家属表达内心悲痛的机会，使其内心的悲痛得以宣泄。

3. 提供生活指导与建议　根据具体情况，在家庭、经济、社会支持系统的方面，给予丧亲者指导和建议，使其感受到人间的温暖。

4. 协助建立新的人际关系 劝导和协助丧亲者做出感情撤离，逐步与他人建立新的人际关系，如交友、再婚等，这样可以在新的人际关系中得到慰藉，从而充实其内心。

5. 对丧亲者访视 一般临终机构可以通过电话、微信、访视等方式对丧亲者进行跟踪随访和服务，使其在一定时期内能够获得来自护理人员的持续关爱和支持。

小 结

临终是生命发展周期必经的阶段，临终关怀在于让濒死者安详、舒适、有尊严而无憾地走完人生。护理人员要了解死亡的判断标准及死亡过程，并掌握临终患者的生理和心理变化，能正确评估患者，帮助临终患者接受现实，安详地度过生命的最后阶段，做好尸体护理，做好丧亲者的心理护理，使亡者安息，家属安慰。

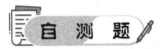

自 测 题

选择题

A1/A2 型题

1. 临终关怀的根本目的是（　　　）
   A. 提高临终患者的生存质量
   B. 减轻家庭的经济负担
   C. 加速患者死亡
   D. 防止患者自杀
   E. 节约卫生资源

2. 患者胡某，晚期肝癌。治疗效果不佳，肝区剧烈疼痛，腹水，呼吸困难，患者感到痛苦，悲哀，有轻生念头。此心理反应属于（　　　）
   A. 否认期　　　B. 愤怒期
   C. 协议期　　　D. 忧郁期
   E. 接受期

3. 濒死期循环衰竭的临床表现不包括（　　　）
   A. 心音低而无力
   B. 皮肤瘀血斑点
   C. 脉搏弱而不规则
   D. 口唇、指甲发绀
   E. 血压上升，脉压增大

4. 目前医学界多以下列哪项作为判断死亡的依据（　　　）
   A. 呼吸停止　　　B. 心搏停止

C. 各种反射消失
D. 脑死亡
E. 呼吸、心搏都停止

5. 某肝癌患者住院期间情绪激动，常常指责或挑剔家属和医护人员，护理人员正确的护理措施是（　　　）
   A. 给患者正确的死亡观和人生观教育
   B. 让患者尽可能一个人独处
   C. 认真倾听患者的心理感受
   D. 诚恳地指出患者的不恰当做法
   E. 减少和患者的语言交流

6. 濒死患者最后消失的感觉是（　　　）
   A. 视觉
   B. 听觉
   C. 嗅觉
   D. 味觉
   E. 触觉

7. 不符合协议期患者表现的是（　　　）
   A. 患者很和善很合作
   B. 患者有侥幸心理
   C. 患者愤怒渐渐消失
   D. 患者认为做善事可以死里逃生
   E. 患者开始接受自己患不治之症的事实

（胡　晓）

实 训 指 导

实训 1　老年人躯体健康评估的方法

对老年人进行躯体健康评估时，要结合老年人躯体变化的特点，有针对性、个体化、全面系统地进行评估。

[**案例设计**]

刘爷爷，80 岁。20 年来反复咳嗽、咳痰，咳白色泡沫痰。3 年来出现胸闷、气短、呼吸困难。3 天前咳嗽加重，并咳黄色浓痰伴发热。故就诊治疗。

问题：如何对刘爷爷的躯体健康状况进行评估？

[**实训目的**]

1. 了解老年人健康评估的技巧。

2. 熟悉老年人躯体健康评估的方法和注意事项。

3. 掌握老年人躯体健康评估的内容。

[**实训准备**]

1. 用物准备　体重计、软尺、体温计、血压计、听诊器、叩诊锤、手电筒、纸、笔等。保持室内清洁，温度适宜，光线充足。

2. 操作者准备　社区老年人作为评估对象，学生着装规范、洗手。

3. 老年人准备　理解实践的意义，能积极配合。

[**操作流程及护理配合**]

1. 教师介绍本次实践的目的与要求，示范老年人躯体健康评估的方法与技巧，强调老年人躯体健康评估的注意事项。

2. 学生 5～6 人为一组，协助老人采取坐位或半坐位，面向操作者。每组同学对一位老年人进行躯体健康评估，向老人介绍评估目的、方法、注意事项及配合要点，采集老年人的健康史，对老年人进行身体评估。填写《入院评估表》，评估老年人的躯体健康状态。

3. 小组讨论、总结、汇报评估结果，带教老师点评、总结。

4. 操作结束，向老人致谢并礼貌告别。

[**实训评价**]

是否明确实训目的，并能准确描述；准备充分；评价过程认真、结果准确。

[**注意事项**]

提供安静、舒适的环境；方法正确；时间充足；运用沟通技巧。

[**实训作业**]

完成实验报告。

（李长惠）

实训 2　老年人功能状态的评估

功能状态主要指老年人处理日常生活的能力，其完好与否影响老年人的生活质量。

[案例设计]

王奶奶，85 岁，独居生活，平时由保姆照顾。近半年体力变差，穿脱衣服均需要保姆协助，不能自行洗浴，需要保姆的帮助才能起床，能自己控制大、小便，但便后需要他人整理衣物，能自己进食，但需要保姆准备食物。王奶奶有高血压病史，日常服药需要保姆为其准备好。半年来王奶奶几乎不下楼，家中购物事项，均由保姆通知其儿子代办。

　　问题：1. 请评估王奶奶基础日常生活能力。
　　　　　2. 请评估王奶奶工具性日常生活能力。

[实训目的]

1. 了解老年人功能状态评估的意义。

2. 熟悉老年人功能状态评估的方法和技巧。

3. 掌握老年人功能状态评估的内容。

[实训准备]

1. 用物准备　Katz 日常生活功能指数评价量表（表 3-1）、Lawton 功能性日常生活能力量表（表 3-2）、记录单和笔等；环境宽敞、明亮，光线适宜。

2. 操作者准备　社区老年人作为评估对象，学生着装规范、洗手。

3. 老年人准备　理解实践的意义，能积极配合。

[操作流程及护理配合]

1. 教师介绍本次实践的目的与要求，示范对老年人的功能状态评估。

2. 学生 5～6 人为一组，每组同学对一位老年人进行功能状态评估，向老人介绍评估目的、方法、注意事项及配合要点，正确使用 Katz 量表评估老年人基本日常生活能力，正确使用 Lawton 量表评估老年人功能性日常生活能力。

3. 小组讨论、总结、汇报评估结果，带教老师点评总结。

4. 操作结束，向老人致谢并礼貌告别。

[实训评价]

是否明确实训目的，并能准确描述；准备充分；评价过程认真、结果准确。

[注意事项]

提供安静、舒适的环境；方法正确；时间充足；运用沟通技巧。

[实训作业]

完成实验报告。

（李长惠）

实训 3　老年抑郁症患者的护理

抑郁症是老年期常见的精神障碍，严重危害老年人的身心健康。因此，护理人员应加强对老年抑郁症患者的护理。

[案例设计]

李爷爷，63岁。因服用大量催眠药自杀而被家属紧急送医院，经及时抢救脱离生命危险。李爷爷1年前退休，有强烈的失落感，经常表现出忧愁郁闷、精神不振，觉得生活没意思，好像自己被社会抛弃了。整天沉默不语，行动也变得越来越迟缓。

问题：1. 李爷爷出现了什么心理问题？

　　　2. 应该如何帮助其恢复心理健康？

[实训目的]

1. 了解实训准备的整个过程，主要包括用物准备、操作者准备和患者准备。

2. 熟悉老年抑郁症患者的护理评估。

3. 掌握老年抑郁症患者的护理措施。

[实训准备]

1. 用物准备　汉密尔顿抑郁量表（HAMD）、记录单、笔等。

2. 操作者准备　向患者说明本次实践的方法和意义，取得配合。衣帽整洁、仪表端庄。复习老年抑郁症患者的护理相关知识和技能。

3. 老年人准备　理解实践的意义，能主动配合。

[操作流程及护理配合]

1. 社区卫生服务站、家庭或养老院见习　带教老师介绍本次实践的目的与要求，集中讲解老年抑郁症患者的护理相关知识和技能，汉密尔顿量表的使用规范，示范具体操作步骤，每4～5名学生为一个小组，每组对一位老年抑郁症患者进行心理评估，组长负责每位同学的任务分工，做好记录。带教老师随时指导及矫正，以保证见习合理、有序地进行。组织学生讨论老年抑郁症患者的心理评估，并制订心理护理计划，对老年抑郁症患者进行心理支持。整个操作过程要求语言通俗易懂，态度和蔼，沟通有效。操作结束，礼貌告别老人，记录，各组汇报见习结果。

2. 护理实训室见习　准备典型案例，小组进行角色扮演，实施心理评估、心理指导，以小组为单位进行讨论，组内合理分工，并选一名学生代表发言，汇报本组讨论情况。教师巡回指导，以保证课堂合理、有序地进行。

[实训评价]

1. 教师对本次实践课进行汇总和小结。

2. 评价学生见习情况及对老年抑郁症患者的态度，评价学生参与案例讨论的积极性和态度。

[注意事项]

1. 评估前做好核对解释工作，取得老年人的配合。

2. 操作过程中态度和蔼，注意沟通策略和技巧，给予安慰支持。

3. 工作认真负责，及时记录。

[实训作业]

1. 填写一份《汉密尔顿抑郁量表》。

2. 制订一份老年抑郁症患者的心理护理计划。

（郭　云）

实训4　老年人便秘的护理

便秘是老年人的常见症状，约1/3的老年人出现便秘，以功能性多见。生理、心理、社会等多种因素均会影响正常的排便。正确全面评估老年人便秘常见危险因素，对预防和护理老年人便秘有重要意义。

[案例设计]

张爷爷，70岁。干部，离婚，退休后独居。由于感觉退休前后反差较大，思想上难以接受，故与以往同事、朋友来往甚少，子女因忙于事业也很少回家。除外出购物，不爱活动。白天大部分时间在家看电视、看书报。睡眠欠佳。喜欢肉食，嗜辣，不爱吃蔬菜、水果，红薯、玉米等粗粮的摄入量极少。最近一次体检是在3个月前。近2个月来，感觉排便困难，排便次数减少，每周排便2～3次，大便干结，偶有鲜血便，自服果导片后效果不佳，故前来医院就诊。

病史采集中发现患者沉默寡言，不愿主动叙述病史，怀疑自己患了重病，难以治好。体检：体温、脉搏、呼吸均正常，血压160/95mmHg，身高172cm，体重79kg，心肺腹均未见明显异常体征。血清总胆固醇增高，其余无异常。

问题：1. 请评估张爷爷便秘的危险因素。

2. 请为张爷爷制定便秘的预防和护理措施。

[实训目的]

1. 了解老年人便秘的常见危险因素。

2. 熟悉健康资料收集的方法，并对所收集的资料进行整理、分析，制定相应的护理计划。

3. 掌握老年人便秘的常见健康问题的护理措施，以及病因、护理评估方法。

[实训准备]

1. 用物准备　听诊器、血压计、磅秤、棉签、笔、记录单等。

2. 操作者准备　学生预习好相关内容，做到心中有数，有条不紊。并要求仪表端庄，衣帽整齐，剪短指甲。

3. 患者准备　在社区服务中心、居民家庭、养老院等见习地点选取几位老年人，提前向其说明见习的目的、主要内容、意义和大致所需要的时间，以取得老年人的支持和配合。

4. 环境准备　评估环境应安静整洁、舒适，光线要好，温度、湿度适宜，必要时使用屏风。

[操作流程及护理配合]

1. 方法　教师介绍本次实践的目的与要求，教师示范具体的操作步骤；学生分成若干组（每组4～5名同学），每组同学对应1名老年人进行便秘危险因素的评估、预防及护理指导；设计仿真模拟情景，实施具体的操作，教师负责指导学生规范操作。

2. 实施步骤

（1）评估老年人、用品、环境、核对、解释，取得老年人的信任。

（2）协助老年人采取舒适的体位，面向操作者。

（3）评估老年人便秘的危险因素。

（4）小组讨论并制定预防及护理措施。

（5）指导老年人对便秘的预防，并对其实施具体的护理措施。

（6）操作过程中要求语言通俗易懂，态度和蔼。

（7）操作结束后，有礼貌地与老人告别。

［实训评价］

实践结束后，学生以小组为单位汇报结果及收获和体会。指导教师点评、总结学生的实践效果。

［注意事项］

在与老年人交流及实践操作过程中要注意耐心、细致，不可操之过急。

［实训作业］

写出一份老年人便秘的预防和护理计划。

（于辰龙）

实训5　老年人跌倒的护理

老年人跌倒可导致残疾甚至死亡，严重影响老年人的身心健康，对老年人进行跌倒危险因素的评估并采取积极有效的措施，可明显减少老年人跌倒的发生。

［案例设计］

李某，女，73岁。丧偶后独居，既往有高血压病史15年，长期服用尼群地平等抗高血压药物治疗。近半年来记忆力明显下降，反应迟钝，目光呆滞，曾有3次在外活动时找不到自己的家。于3个月前因开门时不小心在家门口跌倒过1次，被邻居及时发现，检查未见明显外伤。今日上午8时老人在自家走廊上行走时突然再次跌倒，臀部着地不能爬起来，邻居将其抬送入院。跌倒后未进食，大、小便正常精神较差。体检：体温37℃，脉搏76次/分，呼吸18次/分，血压150/85mmHg，神志清楚，头颅未见明显的外伤，双眼视力明显下降，眼底检查见眼底血管明显充血、水肿。颈软，心、肺未见明显异常体征，腹平软，无压痛和反跳痛，肝脾未扪及。右下肢不能站立，右下肢比左下肢短2cm，髋部明显触痛，呈屈髋屈膝右旋位，余未见异常。

问题：1. 李某存在哪些跌倒的危险因素？

　　　　2. 针对李某制定跌倒的预防措施。

［实训目的］

1. 了解跌倒的病因及诱因。

2. 熟悉跌倒的护理评估方法，并对所收集的资料进行整理、分析，提出护理诊断，制定护理计划。

3. 掌握跌倒的护理措施。

［实训准备］

1. 用物准备　手电筒、软尺、听诊器、血压计、叩诊锤、棉签、笔、记录单、Morse跌倒评分表、"防跌倒、防坠床"的标识牌等。

2. 护生准备　学生预习好相关内容。要求仪表端庄，衣帽整齐，剪短指甲。

3. 老年人准备　在社区服务中心、居民家庭、养老院等见习地点选取几位老年人，提前向其说明见习。

［操作流程及护理配合］

1. 评估（老年人、环境、用物）、核对、解释，取得老年人的配合。

2. 协助老年人采取自然放松的体位，面向操作者。

3. 评估跌倒/坠床的危险因素（实训表5-1）。

实训表 5-1　Morse 跌倒评分表

姓名：_____　性别：_____　年龄：_____　病区：_____　床号：_____　住院号：_____

1	患者曾跌倒	无＝0，有＝25
2	患者有两个或两个以上诊断	无＝0，有＝15
3	行走时需要的辅助物	无/卧床休息/护士辅助＝0，丁形拐杖/手杖/学步车＝15
4	留有静脉内置管	无＝0，有＝25
5	步态	正常/卧床休息/轮椅＝0 乏力＝10，损伤＝20
6	精神状况	正常＝0，过于自信＝15
总分		

评分说明：0～24分，零危险；25～45分，低度危险；＞45分，高度危险

4．小组讨论并制定预防和护理措施。

5．针对高危老年人，在老年人所在床的墙上的固定位置放置"防跌倒、防坠床"的标识牌，提醒老人及照顾者给予高度重视。

6．具体指导老年人对跌倒/坠床的预防，并对其实施具体的护理措施。

7．操作结束，礼貌告别老人，做好记录。

[实训评价]
实训结束后，学生以小组为单位汇报实施过程中的收获和体会。带教老师点评实训效果。

[注意事项]
1．操作过程要求语言通俗易懂，态度和蔼，沟通有效。
2．有跌倒高危风险的老年人可根据需要进行影像学检查，明确跌倒的原因。

[实训作业]
1．填写一份 Morse 跌倒评分表。
2．写出一份老年人跌倒/坠床的预防和护理计划。

（李　健）

实训6　老年高血压患者的健康指导

随着人们生活水平的提高和寿命的延长，老年原发性高血压的患病率逐年增加，是严重危害老年人健康的最常见的老年疾病。因此，对患者及其家属进行有效的健康指导，对于预防高血压引起的心脑肾等脏器损伤具有重要意义。

[案例设计]
张大爷，61岁，退休干部。既往有糖尿病病史，不吸烟，饮酒史30年。业余爱好、社交活动少，不喜体育活动，肥胖，喜事咸食。其母亲和姐姐均患高血压。在近期的健康查体中测得血压165/80mmHg，患者精神紧张、焦虑，家属也变得紧张不安。

问题：1．请对张大爷进行全面评估。
　　　2．请对张大爷进行高血压健康教育。

[实训目的]
1．学会正确评估老年高血压患者的危险因素。

2．能针对有高血压危险因素的老年患者进行健康教育。

3．培养学生"预防为主"的护理职业观，尊重、关心、爱护老年人。

[实训准备]

1．教师准备　有针对性地在社区、养老院、老年病科选取几位典型的睡眠障碍的老年患者，向患者说明本次实践的方法和意义，取得配合。有条件的可邀请老年患者到学校参与实践。

2．护生准备　衣帽整洁、仪表端庄。复习老年高血压患者健康教育的相关知识和技能。

3．老年人准备　准备理解实践的意义，能主动配合。

4．用物、环境准备　诊查床（或椅）、高血压危险因素评估表、宣传手册、血压计、听诊器、身高体重测量仪、记录单和笔等；环境要求安全、安静、舒适，光线适宜。

[操作流程及护理配合]

1．方法　教师介绍本次实践的目的与要求，示范具体操作步骤；学生分成若干组（每组同学5～6人），每组同学对1位高血压患者进行自我护理指导或在实训室由小组同学角色扮演冠心病的老年患者、家属及护理人员，设计仿真情景，实施具体操作；教师巡回指导，指导学生规范操作。

2．实施过程步骤

（1）评估（老年患者、环境、用物）、核对、解释，取得老年患者的配合。

（2）协助老年患者采取舒适的体位。

（3）进行高血压危险因素评估（实训表6-1）。

实训表 6-1　高血压危险因素评估表

危险因素	分数
老年人体重超重	1分
老年人父母有高血压病史	1分
老年人近期有不良生活事件、长期精神压力大	1分
老年人有"三高"（高脂肪、高热量、高盐）饮食习惯	1分
老年人对自己病情监测不全面、不重视	1分
老年人活动与运动存在不合理或不健康现象	1分
老年人有焦虑、恐惧、悲观失望等不良心理反应	1分
老年人有不良的生活习惯如吸烟、嗜酒、休息不规律等	1分
老年人对用药的依从性差（不按时服药、随意变更用药等）	1分
老年人社会支持不足、家庭支持不足、经济支持不足	1分

注：一般分数越高，危险系数越大。请以此为参考并结合患者自身情况进行有效的健康指导

（4）小组讨论并制订高血压患者的健康指导计划。

（5）根据评估情况对高血压患者进行健康指导。

① 根据患者情况给予高血压疾病基本知识培训教育。

② 根据患者情况提出生活指导：健康饮食、控制体重、定期运动、戒烟限酒，减轻精神压力等。

③ 根据患者情况给予高血压服药依从性指导。

④ 根据患者情况给予病情自我监测指导。

⑤ 根据患者情况给予康复运动指导。

（6）操作结束，礼貌告别老年患者，记录。

[实训评价]

实践结束后，学生以小组为单位汇报实施过程中的收获和体会。带教老师点评、总结、评价护生实践效果。

[注意事项]

指导过程要求语言通俗易懂，态度和蔼，沟通有效。

[实训作业]

1．填写一份《高血压危险因素评估表》。

2．写出一份高血压患者的健康教育计划。

（李楠楠）

实训7　老年人脑血管疾病患者的自我护理指导

老年脑血管疾病起病急剧，具有死亡率高、发病率高、致残率高的特点，因此对家属及患者进行脑血管疾病的护理指导，对降低发病率、死亡率，提高老年人生活质量有重要意义。

[案例设计]

李爷爷，76 岁。在家中饮酒后与家人打麻将过程中突然晕倒，呼之不应，面色潮红、大汗淋漓、口角歪斜、尿失禁。既往有高血压、糖尿病病史，曾有一次脑出血病史，留有偏瘫后遗症，生活能自理。发病后家属拨打"120"急救，住院治疗，病情好转，生命体征平稳。

问题：1．请根据李爷爷的发病情况给予必要的急救指导。

2．李爷爷的病情稳定后，请给予其疾病的自我护理指导。

[实训目的]

1．会指导老年脑血管疾病患者进行自我观察、自我预防；学会对急性脑血管疾病发作患者的家属进行家庭救护指导。

2．能够评估脑血管疾病的危险因素，提出预防及护理指导。

3．培养学生良好的职业素质及尊老、敬老、爱老、助老的职业道德。

[实训准备]

1．教师准备　有针对性地在社区、养老院、老年病科选取几位典型的脑血管疾病患者，向患者说明本次实践的方法和意义，取得配合。有条件的可邀请老年患者到学校参与实践。

2．护生准备　衣帽整洁、仪表端庄。复习老年脑血管疾病患者自我护理的相关知识和技能。

3．老年患者准备　理解实践的意义，能主动配合。

4．用物、环境准备　诊查床（或椅）、脑血管疾病危险因素评估表、宣传册、血压计、听诊器、身高体重测量仪、各种助行器、记录单和笔等；环境要求安全、安静、舒适，光线适宜。

[操作流程及护理配合]

1．方法　教师介绍本次实践的目的与要求，示范具体操作步骤；学生分成若干组（每组同学5~6人），每组同学对1位脑血管疾病患者进行自我护理指导或在实训室由小组同学角色扮演脑血管疾病的老年患者、家属及护理人员，设计仿真情景，实施具体操作；教师巡回指导，指导学生规范操作。

2．实施过程步骤

（1）评估（老年患者、环境、用物）、核对、解释，取得老年患者配合。

（2）协助老年患者采取舒适的体位。

（3）评估老年脑血管疾病的危险因素（实训表 7-1）。

实训表 7-1　脑血管疾病的危险因素评估

危险因素	有或无
年龄（≥65 岁）	
血压不稳定，波动性大	
血糖持续偏高，并发症加重	
用药依从性差（不按时服药、随意变更用药、盲目服用保健品等）	
近期 TIA（一过性脑供血不全）发作	
不良的生活习惯如吸烟、嗜酒、休息不规律等	
情绪波动、易激惹	
便秘	
尿失禁	
剧烈运动	
"三高"（高脂肪、高热量、高盐）饮食	
不能定期体格检查	
失眠或睡眠质量差	
家庭经济状况，家庭成员的支持情况有变化	

注：以上情况结合患者的病情判断是否存在脑血管疾病的危险

（4）小组讨论并制订老年脑血管疾病患者的自我护理计划。

（5）根据评估情况对老年脑血管疾病患者及其家属进行指导。

① 急性脑血管疾病家庭自救指导：判断病情、呼救，拨打急救电话；安静平卧；保持气道通畅；有抽搐者要防舌咬伤，有气急、痰鸣者吸痰；冷敷前额；安慰患者，减轻焦虑。

② 自我护理指导：指导老年患者自我评估生活方式和健康状况；早期控制危险因素；注意安全防范；可做肢体按摩，促进血液循环；预防便秘；合理用药；学会自我调节情绪。

（6）指导过程要求语言通俗易懂，态度和蔼，沟通有效。

（7）操作结束，礼貌告别老年患者，洗手，记录。

［实训评价］

实践结束后，学生以小组为单位汇报实施过程中的收获和体会。带教老师点评、总结、评价护生实践效果。

［注意事项］

指导过程要求语言通俗易懂，态度和蔼，沟通有效。

［实训作业］

1．写出一份老年脑血管疾病患者的家庭救护计划。

2．制订一份脑血管疾病患者的自我护理计划。

（马牧林）

参 考 文 献

范荣兰，黄韵兰，2014. 老年护理学. 西安：第四军医大学出版社

化前珍，2012. 老年护理学. 北京：人民卫生出版社

化前珍，胡秀英，2017. 老年护理学. 北京：人民卫生出版社

黄金，2005. 老年护理学. 长沙：湖南科学技术出版社

李素君，2014. 老年护理学. 北京：中国协和医科大学出版社

罗悦性，2011. 老年护理学. 第2版. 北京：人民卫生出版社

史俊萍，2016. 老年护理. 第2版. 北京：科学出版社

史俊萍，秦勤爱，2013. 老年护理. 北京：科学出版社

吴丽文，2011. 老年护理学. 北京：科学出版社

吴丽文，史俊平，2012. 老年护理. 第3版. 北京：科学出版社

杨建芬，张玲，2018. 老年护理. 北京：科学出版社

张瑞丽，章稼，2011. 老年护理. 第2版. 北京：高等教育出版社

张小燕，2015. 老年护理. 北京：人民卫生出版社

张小燕，王春先，2015. 老年护理. 第3版. 北京：人民卫生出版社

邹继华，2009. 老年护理. 北京：高等教育出版社

教学基本要求

一、课程性质和课程任务

老年护理是中等卫生职业教育护理专业的一门重要的专业核心课程,主要内容包括绪论、老年人的健康保健、老年人的健康评估、老年人常见心理问题与精神障碍的护理、老年人的日常生活及常见健康问题的护理、老年人的用药安全与护理、老年常见疾病病人的护理及老年人的临终关怀与护理。本课程的任务是在医学新模式、整体护理理论和养老新理念的指导下,始终以老年人的健康为中心,以培养学生良好的职业素养为核心,使学生掌握老年时期这一特定阶段现存的和潜在的生理、心理、社会方面的健康问题,并能初步采取预防、保健策略和护理干预措施,维护和促进老年人的身心健康,进一步提高老年人的生活和生命质量,推动健康老龄化和积极老龄化目标的实现。本课程的先修课程包括解剖学基础、药物学基础、护理学基础等,同步和后续课程包括内科护理、外科护理、妇产科护理、成人护理、社区护理等。

二、课程教学目标

(一)职业素养目标

1. 具有良好的职业道德和伦理观念,自觉尊重服务对象的人格,保护其隐私,培养尊老、敬老、爱老、助老的良好品德。

2. 具有良好的医疗安全与法律意识,自觉遵守医疗卫生、老年人权益保障法等相关法律法规,依法实施老年护理措施。

3. 具有健康的心理和认真负责的职业态度,对老年护理事业抱有积极的兴趣和态度。

4. 具有勤学善思的学习习惯、细心严谨的工作作风、较强的适应能力,在学习和实践中不断地思考问题、研究问题、解决问题,具有较强的团队合作意识和良好的沟通能力。

(二)专业知识和技能

1. 掌握满足老年人生理、心理、社会需求的常见健康问题和常见疾病的护理要点和健康教育的基本知识和技能。

2. 掌握老年人的日常生活、安全问题的护理要点。

3. 熟悉老年人的身心特点、常见健康问题和疾病的特点、治疗原则。

4. 了解老年护理的一般概念与基本内容。

5. 熟练掌握指导和协助老年人日常生活和安全的各项护理操作技能。

6. 学会利用人际沟通和交流的技巧对老年人进行系统化整体护理。

三、教学内容和要求

教学内容	了解	熟悉	掌握	教学活动参考	教学内容	了解	熟悉	掌握	教学活动参考
一、绪论				理论讲授	5. 我国人口老龄化带来的问题和对策	√			
(一)老化与人口老龄化				多媒体演示	(二)老年护理学概述				
1. 老化		√		讨论	1. 老年护理学及相关学科的概念		√		
2. 年龄划分标准		√			2. 老年护理学研究的内容		√		
3. 人口老龄化		√							
4. 人口老龄化的现状与趋势	√								

教学内容	教学要求			教学活动参考	教学内容	教学要求			教学活动参考
	了解	熟悉	掌握			了解	熟悉	掌握	
3. 老年护理的研究目标和原则	√				2. 家庭评估		√		
4. 老年护理学的发展	√				3. 环境评估		√		
5. 老年护理从业人员的素质要求	√				4. 文化评估	√			
二、老年人的健康保健				理论讲授	（五）老年人生活质量的评估				
（一）概述				多媒体演示	1. 生活质量的内涵	√			
1. 21世纪养老新概念	√			社区调查	2. 生活质量的综合评估	√			
2. 老年保健的相关概念			√	参观访问	四、老年人常见心理问题与精神障碍的护理				理论讲授
3. 老年保健的重点人群				讨论	（一）老年人的心理特点及影响因素				多媒体演示
（二）老年保健的发展									案例分析
1. 国外老年保健的发展概况	√				1. 老年人的心理特点		√		讨论
2. 我国老年保健的发展概况		√			2. 老年人心理变化的影响因素		√		
（三）老年保健的基本原则、任务和策略					（二）老年人心理健康的维护与促进				
1. 老年保健的基本原则		√			1. 老年人心理健康		√		
2. 老年保健的任务		√			2. 维护与促进老年人心理健康的原则与措施			√	
3. 老年保健的策略与措施			√		（三）老年人常见心理问题与精神障碍的护理				
三、老年人的健康评估				理论讲授	1. 老年人常见心理问题与护理			√	
（一）概述				多媒体演示					
1. 老年人健康评估的内容			√	情景模拟	2. 老年人常见精神障碍与护理			√	
2. 老年人健康评估的注意事项		√		角色扮演	五、老年人的日常生活及常见健康问题的护理				理论讲授
（二）老年人躯体健康的评估				讨论	（一）老年人的日常生活及环境护理				多媒体演示
1. 健康史采集			√		1. 日常生活护理的评估内容及注意事项			√	家庭访问
2. 身体状况的评估			√						角色扮演
3. 功能状态的评估			√		2. 老年人居室环境的设置要求			√	见习
4. 辅助检查	√				（二）老年人清洁与舒适的护理				
（三）老年人心理健康的评估					1. 老年人的皮肤清洁护理			√	
1. 认知状态的评估	√								
2. 情绪与情感的评估	√				2. 老年人衣着卫生的护理			√	
3. 压力与应对的评估	√								
4. 人格的评估	√				3. 老年人皮肤瘙痒症的护理			√	
（四）老年人社会健康的评估									
1. 角色功能评估	√								

续表

教学内容	了解	熟悉	掌握	教学活动参考
（三）老年人的营养与排泄的护理				
1．老年人的营养与饮食护理		√		
2．老年人进餐的护理			√	
3．老年人如厕的护理	√			
4．老年人便秘的护理			√	
5．老年人两便失禁的护理			√	
（四）老年人休息与活动的护理				
1．休息	√			
2．活动	√			
3．老年人睡眠障碍的护理		√		
4．老年人跌倒的护理		√		
（五）老年人的性需求与性生活卫生				
1．老年人的性需求	√			
2．老年人性生活现状	√			
3．性生活影响因素	√			
4．老年人性生活的评估	√			
5．老年性生活护理与保健		√		
六、老年人的安全用药与护理				理论讲授 多媒体演示 家庭访问 角色扮演 讨论
（一）老年人的药物代谢和药效学特点				
1．老年人药物代谢特点	√			
2．老年人药效学特点	√			
（二）老年人安全用药原则				
1．选药原则		√		
2．用药原则		√		
（三）老年人安全用药的护理				
1．定期全面评估老年人用药情况	√			
2．密切观察和预防药物不良反应		√		

教学内容	了解	熟悉	掌握	教学活动参考
3．提高老年人用药依从性		√		
4．加强用药的健康指导			√	
5．家庭用药指导		√		
七、老年常见疾病患者的护理				理论讲授 多媒体演示 案例分析 讨论 见习
（一）老年呼吸系统常见疾病患者的护理				
1．老年人呼吸系统解剖生理变化	√			
2．老年慢性阻塞性肺疾病患者的护理		√		
（二）老年循环系统常见疾病患者的护理				
1．老年人循环系统解剖生理变化	√			
2．老年高血压患者的护理			√	
3．老年冠心病患者的护理			√	
（三）老年内分泌与代谢系统常见疾病患者的护理				
1．老年人胰腺结构和功能的变化	√			
2．老年糖尿病患者的护理			√	
（四）老年神经系统常见疾病患者的护理				
1．老年神经精神系统解剖生理变化	√			
2．老年脑梗死患者的护理			√	
3．帕金森病患者的护理	√			
4．阿尔茨海默病患者的护理			√	
（五）老年泌尿生殖系统常见疾病患者的护理				
1．老年泌尿生殖系统解剖生理变化	√			

续表

教学内容	教学要求			教学活动参考	教学内容	教学要求			教学活动参考
	了解	熟悉	掌握			了解	熟悉	掌握	
2. 前列腺增生患者的护理	√				2. 我国临终关怀的历史与发展	√			
3. 尿路感染患者的护理		√			3. 我国临终关怀的影响因素	√			
4. 萎缩性阴道炎患者的护理	√				4. 临终关怀的内容和意义	√			
(六) 老年感官系统常见疾病患者的护理					5. 老年人临终关怀的组织形式	√			
1. 老年人感官系统解剖生理变化	√				6. 临终关怀护理人员的责任		√		
2. 老年性白内障患者的护理		√			(二) 老年人的死亡教育				
3. 老年性耳聋患者的护理		√			1. 老年人对待死亡的心理类型		√		
(七) 老年运动系统常见疾病患者的护理					2. 死亡教育的概念和意义		√		
1. 老年人运动系统的解剖生理变化	√				3. 死亡教育的对象和内容		√		
2. 老年性骨质疏松病患者的护理		√			4. 死亡教育的形式和方法		√		
3. 老年退行性骨关节病患者的护理			√		(三) 老年人的临终护理				
八、老年人的临终关怀与护理				理论讲授 多媒体演示 案例分析 讨论 见习	1. 临终老人的心理变化和护理		√		
(一) 概述					2. 临终老人的生理变化和护理			√	
1. 临终关怀的历史与发展	√				3. 多元文化背景下的临终护理		√		
					4. 丧亲者的心理反应与护理			√	

四、学时分配建议（54 学时）

教学内容	学时数		
	理论	实践	小计
一、绪论	4	0	4
二、老年人的健康保健	4	0	4
三、老年人的健康评估	4	4	8
四、老年人常见心理问题与精神障碍的护理	4	2	6
五、老年人的日常生活及常见健康问题的护理	8	4	12
六、老年人的安全用药与护理	4	0	4
七、老年常见疾病患者的护理	10	4	14
八、老年人的临终关怀与护理	2	0	2
合计	40	14	54

五、教学基本要求的说明

（一）教学要求

1. **理论部分** 本课程对理论部分教学要求分为了解、熟悉、掌握 3 个层次。了解：指对老年护理基本知识、基本理论能有一定的认识，能够记忆所学的知识要点。熟悉：指能够领会老年护理相关概念的基本含义，解释老年护理现象。掌握：指对老年护理基本知识、基本理论有较深刻的认识，并能综合、灵活地运用所学的知识解决老年人的实际问题。

2. **实训部分** 本课程重点突出以岗位胜任力为导向的教学理念，在实践技能方面分为学会和熟练掌握 2 个层次。学会：指在教师的指导下能初步实施老年一般护理措施。熟练掌握：指能独立、规范地解决老年人现存和潜在的健康问题，完成各项护理重要操作。

（二）教学建议

1. **教学方法** 本课程依据老年护理临床、社区、家庭、老年机构的岗位工作任务、职业能力要求，强化理论实践一体化，突出"做中学、做中教"的职业教育特色，根据培养目标，教学内容和学生的学习特点以及职业资格考核要求，提倡任务教学、案例教学、情境教学、角色扮演、多媒体教学等方法，利用校内外实训基地，将学生的自主学习、合作学习和教师引导教学等教学形式有机结合。

2. **教学评价** 教学过程中，可通过自测题、观察记录、理论考试和技能考核等多种形式对学生的职业素养、专业知识和技能进行综合考评。应体现评价主体的多元化，评价过程的多元化，评价方式的多元化。评价内容不仅关注学生对知识的理解和技能的掌握，更要关注学生在老年临床护理实践中运用知识和技能解决实际问题的能力，重视老年护理从业人员职业素质的形成。

自测题参考答案

第1章

1. C 2. D 3. E 4. C 5. D

第2章

1. B 2. C 3. E 4. A 5. D 6. A 7. E 8. C 9. D 10. D

第3章

1. A 2. E 3. D 4. A 5. C 6. D 7. E 8. C 9. D 10. E 11. D 12. E 13. A
14. A 15. B 16. E 17. C 18. A 19. D

第4章

1. C 2. D 3. D 4. C 5. C 6. D 7. B 8. D 9. D

第5章

1. A 2. D 3. C 4. C 5. B 6. D 7. E 8. D 9. E 10. E 11. D 12. A 13. A
14. C 15. A 16. D 17. E 18. C 19. B 20. C 21. C 22. E 23. A 24. E 25. B
26. E 27. B 28. E 29. D 30. E

第6章

1. E 2. E 3. B 4. B 5. D 6. E 7. D 8. A 9. B 10. C

第7章

1. D 2. D 3. A 4. D 5. B 6. D 7. A 8. D 9. B 10. D 11. B 12. E 13. B
14. B 15. C 16. A 17. E 18. B 19. C 20. D 21. B 22. E 23. B 24. A 25. D
26. D 27. B 28. D 29. A 30. D 31. D 32. E 33. C 34. A 35. E 36. A 37. E
38. D 39. B 40. C 41. C 42. A 43. A 44. B 45. A 46. D 47. C 48. B 49. C
50. E 51. A 52. A 53. C 54. B 55. C 56. C 57. D

第8章

1. A 2. D 3. E 4. E 5. C 6. B 7. B